お灸で汚血を溶かせば、病気は治る

骨に溜まった病気の原因を排出する蔡式治療法

蔡 篤俊

GENTOSHA

蔡式治療法の基本

何千何万の病名があっても、その中身は「痛み」と「かゆみ」しかない。その痛みとかゆみは、中国医療の針とお灸だけで、十分に消失させられることを蔡クリニックの臨床で実証。

即診察の治療方法は、検査がいらない。すべて、ベテラン医師の目と手で患者の体を詳しく観察して、症状に合わせて治療法を考える。薬を飲む必要はない。

漢方医療・中国5000年医療……
蔡クリニックの治療法の基本。
その治療効果は、抜群。
中国は5000年の歴史を経ても、
大きな病院がいらない。
理由は、病人を即治療するから、
入院の必要がない。

西洋医学の医療の原則は、すべて化学薬品、健康食品、サプリメントに頼っている。先端医薬は、痛みとかゆみに効果はない。
化学薬品を処方する医師は、治療する能力はない。逆に壊すことになる。ごまかされて、害を被るのは、あなた本人です。

①病変の原因は、汚血の蓄積によるコリ。これが体に痛みとかゆみを発生させる。
②病変の原因物質を点灸で、溶かして、骨から叩き出して、針汚血吸引治療法で取る。これですべての痛みとかゆみに即効果のある治療をする。
③コリをやわらかくすることで、痛みとかゆみも消えていく。

人間の体の病変は2つしかない

人間の体の病変は2つしかない

痛みとかゆみ

何千何万の病名を作っても、
その根本的な中身は、痛みとかゆみしかない。
だから何千何万の病名は
患者と医師を翻弄させるだけ。

痛み

1. 心臓の病気は、前胸部左と背中側の肋骨による痛みから生じる。汚血が心臓を圧迫して、心臓が乱れるだけの話。

2. 息苦しい、息切れ、呼吸困難は肺の病変ではなく、胸廊の間の筋肉と肋骨の汚血蓄積による。呼吸困難、肺がん、肺気腫、肺炎、肺拡張症ではない。

3. 頭と顔、耳、鼻、咽喉、目、上歯槽や下歯槽の歯周炎は、すべて顔にある骨の汚血の蓄積によるもの。

4. 体中の関節の炎症も、骨に汚血が蓄積し過ぎて痛みが発生したもので、これが多発性関節炎になる。

5. 五臓六腑のがんは、すべて心窩部の汚血蓄積によるもの。腸閉塞、内臓血管潰瘍も、汚血の圧迫によるもの。

6. 肩コリ、背中痛、肩甲骨痛、腰痛、坐骨神経痛は、すべて脊椎の汚血の蓄積によって、痛みが発生している。

7. 骨盤の骨の痛みは、すべて骨盤の汚血の蓄積によるもの。男性の前立腺肥大、前立腺がん、女性の子宮がん、卵巣嚢腫、了宮頸がんは、骨盤に汚血が溜まり、周囲を圧迫することが原因なので、骨盤から改善していく。

かゆみ アトピー、アレルギー、乾癬、じんましん、帯状疱疹、水疱瘡、手足口病、湿疹、血疹、にきび

皮膚病のかゆみは、すべて異物、プラスチックによるものです。

序言

病気の原因とは何か。私は、異物、汚血、毒血のコリによって、すべての人間の体の病変が発生することを30年にわたる臨床で解明してきました。要するに、異物、汚血、毒血のコリが体内に存在するから、体にいろいろな症状が出るのです。

よくある症状は、発熱、咳込み、鼻づまり、鼻水、頭痛、咽喉痛。これは0歳から20代までの人々によく発生します。そして、30代から99歳までによく発生する症状は、痛みとかゆみだけに分類されます。痛みが80パーセント、かゆみが20パーセントです。

そのすべての症状の発生源を除去することが重要です。すべての症状、発熱、咳込み、鼻づまり、鼻水、頭痛、咽喉痛、痛みとかゆみは、ただ1つの発生源にあります。すなわち異物、汚血、毒血の蓄積とコリによって、いろいろな症状が発生します。

30年間の臨床で解明したのは、その異物、汚血、毒血を掃除すれば、すべての症状が消えていくということです。だから蔡クリニックでは、日本の技術力も手伝って、三大治療法を発明することができました。

その三大治療法とは、

①蔡式点灸治療法

これは、日本人が130年前に作ったお灸を使います。そのお灸の治療原理としては、中国5000年の艾灸治療の原理を使い、これに新しく病理・生理・解剖学の基礎原理を応用し、臨床で得た知見を合わせて、独自の蔡式点灸治療を発明しました。このお灸治療と艾灸治療は、簡単で誰でもできると思っています。

即効性と安全性を研究して作った最新式の蔡式点灸治療法です。

もうすでに蔡クリニックの研究では、難病、アトピー、帯状疱疹《たいじょうほうしん》、蕁麻《じんま》疹《しん》、重症のがん患者に蔡式点灸治療をすると、大体1回の治療で80パーセント以上、効果が出ています。さらに、麝香《じゃこう》点灸治療も発明し、麝香のもつ体のコリを壊す浸透力と蔡式点灸を組み合わせて治療すると、ほとんどのがん患者、重症患者もスピーディーに症状が改善することも実証しました。

②蔡式針灸治療法
これも日本の技術力を用い、蔡クリニックが考案した治療法で、針管と針の組み合わせからなるものです。鍼灸の大国中国でも、この蔡式針灸治療をすることはできません。しかも、体に発生する痛み、頑固なかゆみ、困難な坐骨神経痛、腰痛、肩甲骨痛、膝関節痛などの痛みが、蔡式針灸治療で消えていくことを臨床実証しました。

③蔡式針汚血吸引治療法
日本の技術力で汚血を取る蔡式機器も発明することができました。全世界唯一の汚血掃除機器です。万病の原因は汚血です。この蔡式針汚血吸引治療法では、全身の汚血を容易に吸い取ることができます。これも、当院が全世界で初めて発明した技術です。

これら3種類の治療を1回の来院で施術するには、3時間以上かかります。すべて手作業の技術です。

その治療の特長です。

1、化学薬品を飲む必要がない。

2、検査を受ける必要がない。
3、患者に何千何万の病名をつける必要がない。
4、即診察して、即治療して、即その場で効果を出す。
どこの大学病院でも治せない難病、重病、がんも、この三大治療法で効果があることを誇りに思います。

人間が病気になることは当然のことで、生きていくと、誰でも病気になります。ただし、いったん何らかの病変が起これば、現代の西洋医学では、化学薬品を飲み、外科手術で患部を切ることが行われています。長期間化学薬品を飲むと、患者の病変は難病になる、重症になる、がんになります。
化学薬品の四大薬害で、①全身炎症、②全身かゆみ、③全身痛み、④全身むくみ、肥満が挙げられます。腹水になると、早く死亡してしまう。ほぼすべての患者は、西洋医学の二大治療法、化学薬品と外科手術で、最後は、苦しみながら早く死ぬか、あるいは死なないで難病になる、重病になる、がんになる運命です。

私は、世界で唯一、医師免許をもち、警察キャリアをもっています。全世界の7000万人の警察と2000万人の医師の中で、2つの免許をもつ医師は、ただ1人しかいません。

蔡クリニックで行うのは独自に開発した三大治療法ですから、医療保険を請求できないため、自由診療となります。蔡クリニックの唯一の目的は、医師という天職をまじめにまっとうすることです。多額の医療費を請求しない。患者の苦痛でも、がんでも、難病でも治すことができれば、それだけで嬉しい。その満足感があるだけで十分幸せな生き方だと思っています。

これからも、この三大治療法でもっと多くの方を治して差し上げることが蔡クリニックの使命です。一緒に頑張ります。

蔡　篤俊

お灸で汚血を溶かせば、病気は治る　目次

第2章 蔡式針灸治療法、蔡式針汚血吸引治療法とは

第3章 なぜ病気を発症するのか

第4章　どの病気も汚血を取ると改善する

第5章 健康で長生きするために

第1章

お灸で体内の汚血を叩き出す

西洋医学の盲点

私は千葉大学で西洋医学を学び、卒業後は大学病院の医師になりました。そこで患者を診察しますが、なかなか病状がよくなっていきません。痛みを訴える患者に痛み止めを出すと、一時的には症状を抑え込めますが、また痛みを訴えます。化学薬品が対症療法であり、根本治療ではないことに、私は西洋医学の盲点があると思いました。大きな疑問をもち、何かよりよい治療法はないか考えずにはいられませんでした。

千葉大学医学部に在学中から、中国の伝統医学である中医学の本を読んで勉強しました。というのは、私自身が18歳から多発性関節炎を患い、西洋医学の医者にかかっても治らなかったからです。私の体で漢方生薬の効果を試すと、3年ぐらいで7割方は改善しましたが、それ以上はよくなりません。東洋医学も試しましたが、それ以降は改善がみられませんでした。

私は真実の治療法を行うために、大学病院を辞めて、自分のクリニックを開業し、中医学と東洋医学をさらに学んで、独自の治療法を研究、開発しました。そこで病気の原因は汚血であるという考えにいたりました。

開発したのは、汚血を体外に出して、体の中をきれいにしていくという蔡式針灸治療法と蔡式針汚血吸引治療法です。この治療法については、あとで詳しく説明します。

中医学では、血液の流れが悪くなった状態のことを「瘀血《おけつ》」と言います。瘀血は毒素や異物を含んだ老廃物で、体内に蓄積されていきます。

瘀血の「瘀」という漢字は、「於」と病気を表すやまいだれ「疒」を組み合わせたものです。「於」とは、「置いておく」という意味ですから、長年溜まった老廃物のことを言います。その蓄積された老廃物のために病気が起こることから、「瘀」という文字が使われました。

中国では「瘀血」と言えば、長年蓄積された老廃物を含んだ血液だとすぐに理解されますが、日本では「瘀」という漢字は馴染みがないので、私は音が同じで意味が伝わりやすい「汚血」を使っています。

汚血とはどういうものか

汚血の原因となる毒素には、異常たんぱく質、化学薬品、プラスチック製品、環境ホルモン、ステロイド剤などの人工ホルモン、食べものなどがあります。

汚血とは体内の結合組織に潜んでいる老廃物、体内残留廃物です。これらには血小板、赤血球、白血球、好中球、いろいろなたんぱく質、いろいろなウイルス、いろいろな脂肪、発炎因子、発がん因子、発熱因子、かゆみ因子、いろいろな廃物と血栓が含まれています。現代医学で検査をしても、はっきりとは解らないものです。

私は汚血の分析を専門家に依頼しましたが、いくつか判明しただけで、そのほかは不明という結果が出ました。それ以上は分析できませんでした。

腐敗したたんぱく質(異常たんぱく質)、腐敗した脂肪、細菌、ウイルス、化学薬品、疲労、ストレスなどが、時間の経過とともに体内に累積沈着して、堆積していきます。そして汚血となります。

汚血は次の3種類に分けられます。
①自然異性たんぱくによる汚血
②化学薬品を飲み過ぎて溜まった汚血
③食品添加物や、外科手術のプラスチック製品による汚血
これらの汚血が体内に混在しています。

汚血は色が黒っぽく光って、どろっとしています。ねばねばした血液で、レバーのような汚血の塊の人もいます。新しくできた汚血は赤い色をしていますが、重病の人は、粘りの強い、どす黒い汚血で、汚血が黒いほど年月が経過しています。このような腐敗したものが体内にあってよいわけがありません。

化学薬品を含んでいると、泡状の汚血が出てきます。抗がん剤を使った人からは泡状の汚血が、プラスチック製品（手術で使うメッシュなど）を使用した人からは白い泡状のものです。血液に白い泡状のものが含まれているはずはありません。明らかに異物が出てきたのです。

がん患者からはどろっとした黒ずんだ汚血と泡状の汚血の両方が出てきます。慢性的な皮膚病の患者の汚血はねばりが強い。

私は治療していて、患者が希望すれば汚血を見てもらいます。黒ずんでどろっとしたものや泡状の汚血を見ると、患者は表情が変わり、驚きを隠せません。

汚血は全身にありますが、溜まりやすいのが背中で、背中の表面がデコボコしていれば汚血が溜まっている証です。

病気を起こす要因は何か

病気を起こす要因は次のことが考えられます。

・腐敗したたんぱく質、異常たんぱく質
・腐敗した脂肪
・細菌
・ウイルス
・化学薬品
・プラスチック製品
・疲労
・ストレス

・食品添加物や防腐剤、人工化合物

食べ過ぎや食品添加物や防腐剤などの体によくないものを食べたときに、腐敗したたんぱく質や異常たんぱく質ができて、これらは時間の経過とともに汚血になります。年齢を重ねるとともに細胞は衰えていき、機能は低下していきますから、できるだけ低下しないようにすることが重要です。そのためには老廃物である汚血を取り除くことです。

体内をきれいにして、細菌やウイルスを自然治癒力で駆逐できるような体を保ちたいものです。手洗いやうがいなど、自分でできることはして、汚血になるものを体内に入れないようにしましょう。

多くの人が体調に異変を感じると病院やクリニックに行き、医者に診てもらうでしょう。化学薬品が処方される場合がほとんどで、血液検査やレントゲン、CTやMRIという検査をする場合もあります。

化学薬品を服用すると、一時的には病態は落ち着きますから、それに安心し、信用して、さらに化学薬品を飲んでいるのが現状でしょう。

病態が悪化した場合は、さらにその症状を抑える薬が処方されますから、化学薬品はどんどん強くなり、種類が増えていきます。こうして何年も服用すれば、それだけ体内に化学薬品が溜まっていきます。

なぜ化学薬品が体内に堆積していくかというと、石油から作られた自然界にない人工物は、人間の体にとって異物だからです。人工的なものを体内に入れてしまうと、なかなか体外に排出できないので、体に蓄積されます。化学薬品は体に溜まっていって汚血となるからやっかいです。人工物はできるだけ、体内に入れないように心がけたいものです。

現代人にストレスはつきものです。仕事や家庭など、毎日の生活の中でストレスを感じ、抱えています。長時間労働で疲れている人も多いでしょう。パソコンが仕事には欠かせず、そのために目に負担をかけ、しかも同じ姿勢で長時間、イスに座っていますから、体にも負担がかかり、疲労が溜まっていきます。

私たちの日常生活には汚血になるものがたくさんあるのです。

汚血が体内に溜まるとどうなるのか

体内の細胞と汚血が融合すると、正常な細胞が豹変します。いわゆる自己破壊、自己中毒を起こし、その状態が長期間続くと、さまざまな病変を形成します。

どんな疾病も突然できるものではありません。時間をかけて体内に汚血が累積し、臨界点に達してしまうと、病気となるのです。つまり、あらゆる病気の原因は汚血にあると言えます。

たとえば心筋梗塞は、心臓の周りに汚血が溜まって蓄積していくと心臓のあるべき場所が狭くなり、徐々に心臓を圧迫し、血管を狭くしていって詰まらせます。心臓そのものが悪いわけではありません。

ほかの臓器でも同じようなことが起きます。汚血は体内のすみずみまで溜まって、体のあらゆるところを圧迫し、血流をはばみます。血管も圧迫されるため、細胞に栄養や酸素を運び、細胞から不要なものを排出するのをさまたげることになります。さらに細胞を変形させ、神経の伝達をさまたげ、内臓に障害が起きます。その結果、細胞が正常に機能しにくくなり、あちこちで故障が発生するわけです。

心臓疾患、脳疾患、がん、皮膚病、認知症など、あらゆる病気が発症する可能性があり、なんらかの病気を発症すると、合併症が起きることもあって悪循環に陥っていくのです。

人間の体は約60兆個の細胞でできています。その細胞はコレステロール、たんぱく質、リン脂質で構成され、細胞が傷つけば修復し、細胞が死滅すれば新たな細胞に入れ替わるようにできています。こうして体を保っています。新陳代謝が順調にいけば健康な状態ですが、汚血が増えれば各所に支障が出ます。年齢を重ねるとともに体は衰えますから、細胞の修復や再生の機会が増えます。

約60兆個の細胞が正常に働くためには、若いからと安心せず、どの年齢でも、体内の汚血を排泄して、きれいな状態にしておく必要があります。

痛みが発生する原理

「痛」という漢字は、やまいだれ「疒」と「通」のつくり「甬」が組み合わさっています。体のどこかが詰まって、血液などの通りが悪くなったときに痛みが起こることは漢字からわかります。

多くの人が肩コリや肩甲骨周辺のコリ、腰痛、関節の痛みを経験していると思います。これらも血液の循環が悪くなったから、汚血の塊ができて痛みが出たのです。

汚血は、腰、坐骨、骨盤など大きな関節の隙間に溜まり、次に両肩甲骨など中関節の隙間に溜まります。そして脊椎、骨の隙間、最後に手足など小関節の隙間に溜まり、痛みやかゆみという症状として出ます。

通風を例に説明します。痛風は血液中の尿酸が多くなり、尿や便と一緒に排泄しきれなくなった尿酸が関節に溜まって結晶化します。それが神経を刺激するために炎症や痛みが起きます。

尿酸は、体を動かし、臓器を働かせるためのエネルギー源であるプリン体が、体内で分解されたときに出る不要物なのです。

体の機能が正常に働いていれば、体内で生産される尿酸と排泄される尿酸の量は一定ですが、その収支が合わなくなると、尿酸値が高くなり、やがて痛風を引き起こしてしまいます。

痛風は贅沢病と言われたりしますから、食べ過ぎないことです。動物や魚の内臓は食べないことなど、食生活を見直して実行すれば症状は改善されますが、どうしても老廃物が出てしまい、体内に蓄積されていきます。不要物である汚血を取り除かないとどんどん溜まっていきます。

汚血は固まってコリとなります。体の痛みは、コリが4ヵ所ないと感じません。1ヵ所だと痛みは感じず、3ヵ所までは体力でカバーできます。がん患者は全身にコリがあります。全身に痛みが発生すると死にいたります。

毎日の生活の中で、少しずつ異物や不要物は体内に堆積し、汚血となります。汚血が溜まっていくのは、生きているかぎり仕方がありません。だから溜まった汚血を取り出していく必要があるのです。

お灸で骨の中の汚血を溶かして体外に出す

私自身の病気（第2章に詳しくあります）を治すために、あるとき、もぐさの力で治せるのではないかと思って、自分で自分の体にお灸をやってみました。そして、もぐさのすごい力を実感しました。

お灸は約2000年前に中国で始まりました。お灸の治療が今にいたるまでずっと行われていることから、効果があることがわかります。

私はすぐにお灸の研究に取りかかり、蔡式の点灸治療法が完成しました。今の点灸治療の形になってから、なかなか治せなかったアトピー性皮膚炎、アレルギー疾患、潰瘍性大腸炎、肺炎をはじめ、難病と言われている病気の改善が見られました。

アトピー性皮膚炎の患者は、かゆみや湿疹などの症状を治すために、医者にかかって薬を飲んだり、塗ったりしていますが、なかなか治っていません。ほかの病院に行

って も改善せず、苦しい状態が続き、いくつかの病院を経て、やっと私のクリニックにたどり着いた人が大勢います。

点灸治療法が完成する以前は瀉血《しゃけつ》でした。私は汚血を吸引して体外に出して治療しました。症状は改善し、治っていきますが、中には数年かかる人もいました。体の中、とくに骨の中にある化学薬品などの汚血がどうしても取り切れずに残ってしまうために、よくなるのに時間がかかってしまいます。

60キログラムの体重の人の場合、どんなに汚血を取っても数百グラムです。ひんぱんに汚血を取っていると貧血になってしまうため、貧血にならないように時間をかけて汚血を取っていました。

アトピー性皮膚炎の患者の例です。

汚血を取ると症状は改善されますが、また日常生活を送っていると汚血が溜まって再発します。それはなぜか。化学薬品が体内に残っているからです。表層にある異物や化学薬品などの汚血は体外に出しても、骨の中に入っている汚血は取り除けていませんでした。骨の中の汚血が、何年か経ってから再発する原因です。再発すると重症になり、さらに苦しむことになるのです。

再発したアトピー性皮膚炎の患者は、また私のところにやってきました。蔡式針汚血吸引治療法で汚血を体外に出すと、半年くらいで症状は治まりました。だんだん化学薬品の量は少なくなるので、前よりは治療期間が短くてすみます。しかし、再発の繰り返しは続きます。私は患者をなんとかしたくて、お灸をしてみました。

点灸治療を始めたところ、アトピー性皮膚炎の患者は1年以内に症状が改善し、重症の患者も以前より早くいい状態になっていきます。

私が点灸治療を研究してわかったのは、もぐさの熱が骨の中の汚血を溶かしていくということです。私は1人の治療で500個から600個のもぐさのお灸を全身に行います。そのもぐさの加熱の力は、サウナ、温泉、岩盤浴よりも効果が高いのです。もぐさの熱が骨まで浸透し、汚血を溶かす力が強いので治療回数が減ります。

私は毎日、自分でお灸を1ヵ所に10個から50個ぐらいします。病気は頑固ですから1回やるだけでは効果が薄い。毎日、点灸をして、自分でも試しています。

どの病気でもだいたい点灸治療を4回から5回した後に、1回、針汚血吸引治療法で汚血を体外に出すと早く症状が改善しています。

現在、90歳の患者が、点灸治療のために週に1回来院します。お灸の治療を4回から5回した後に、1回、汚血を吸引する治療を行います。その人は「病気も治って、どんどん元気になっています。私は120歳まで生きそうです」と私に笑顔で言いました。

日本にお灸博士、原志免太郎（1882〜1991年）という人がいました。100歳のときに『新しい灸学』という本を出版して、104歳まで治療の現場にいました。108歳で亡くなりますが、当時としては日本一長寿の男性でした。原医師の治療は、お灸と漢方薬です。ご自分でもお灸をしていたと思われます。

がんがあっても、自分で歩いてクリニックにこられるのであれば、私は点灸治療法にほかの治療法を組み合わせて、汚血を取り除いていきます。やってはいけないのは、点滴を含む化学薬品の使用と外科手術です。

中医学は体と心の状態の全体を診る

すべての人の健康、無病、元気の原点は「活血化瘀《かっけつかお》」です。つまり血流をよくして、流れの悪くなった状態を改善するのです。これは中国5000年の臨床経験が示しています。黄河文明の紀元前4800年頃から紀元前2300年頃には、医学、薬学の体系が確立したと言われています。人類は古代から、植物の力を借りてさまざまな病気や障害と対峙してきました。

中国の中医学は、治療に対する人間の体の反応を土台に体系化した医学です。中医学には、漢方薬の調合技術、鍼灸の治療法、推拿《すいな》などのマッサージ、気功や太極拳によるリハビリや武術があり、これらも、現在、全世界の人々に受け入れられ、行われています。

体や心の状態の全体を診る中医学では、整体観、弁証論治、未病先防《みびょうせんぼう》という考えが根幹にあります。

整体観は、人の体の内部でさまざまな要素が関連し合っているだけではなく、人は自然界や環境とも相互に関連し合っているという考え方です。生活習慣、環境、季節などの影響と人体のつながりも見ていきます。体の不調は、臓器の病変が原因であらわれたものもありますが、自然界の変化が体に影響をおよぼすものもあるのです。

弁証論治とは、症状をよく観察し、問診で確認して、体に触れて診察し、体の状態や心の状態を分析して、病状をとらえていくことです。望（見る）、聞（聞く）、問（問う）、切（体に触れる）の四診です。それに合わせた治療方法を選択するという考え方です。

未病先防とは、病気が発症する前に体の不調や症状を把握して対応していく、未然に防ぐことです。病気にかかりにくい体質を作る予防医学の考え方です。

明の時代、656年前に中国で漢方医の制度ができました。それは、鍼灸師、漢方薬の調合の資格です。そこで、365のツボと12の経絡《けいらく》を作りました。学校では、教養を2年、基礎を2年、そして解剖を学びます。学生は試験のために勉強して覚えるけれど、実際にはできませんでした。

日本で一般的に馴染みがある東洋医学は、東洋起源の伝統医学を指し、中国、韓国、日本の東アジアの伝統医学を示します。いずれも起源は中国です。中国から伝わった後、その土地の風土や気候に合わせて独自に発展を遂げていきました。

西洋医学の歴史は200年程度です。外科手術の手法と化学薬品を併用した西洋医学が人々に浸透した結果、中医学がやってきた体全体を診て病気を治す根本治療に目が向けられなくなりました。

悪い部分を外科手術で取り出し、化学薬品を投与します。化学薬品は症状を抑えるだけの対症療法ですから、一時的に症状は抑えられますが、根本治療ではありません。

体はつながっているので、全身状態をよくしていかなければいけません。

私が飛行機の中で経験したことをお話ししましょう。

飛行機が離陸して、フライト中にトイレに行った乗客が倒れました。キャビンアテンダントによる、乗客の中に医者はいないかとアナウンスが流れます。私が行くと、アメリカ人の医者が倒れた人の脈を触っています。それ以上、何もしません。そこで、私は倒れた人に鍼をしたのです。するとその人は回復しました。鍼の威力を再認識しました。

お灸は2000年以上前から行われてきた

中国最古の医学書『黄帝内経《こうていだいけい》』は、前漢の時代に編纂され、『霊枢《れいすう》』と『素問《そもん》』の合計18巻と伝えられ、中医学理論の原典とされています。この中に、お灸についても記されていました。

お灸は2000年以上前から行われ、ほぼ現在のようなお灸の方法だったと伝えられています。体にもぐさを置き、火をつけます。すると体が温まり、血行がよくなり、人間に備わっている自然治癒力を高めて、症状を改善していきます。

昔は中国には大きな病院はありません。どの家庭にもお灸がありました。体調が悪い、どこかが痛いと、すぐにお灸をしたのです。合谷《ごうこく》、手三里、足三里などにお灸をして自分で治していました。つまり大きな病院は必要なかったのです。

中国から日本にお灸が伝えられたのは、奈良時代。漢方とともに長く日本の医療を支えてきました。今、また、お灸の力が見直されています。

病気の治療はもちろん、未病の段階で体の状態をよくして、病気が発症しない体を維持するためにも、お灸で汚血を溶かし、体外に出していくことが大切です。

骨の中の汚血はなかなか出て行かない

汚血は骨にも入り込んでいて、体の中では一番多く溜まっています。

骨に汚血が溜まり始め、時間の経過とともに累積し、骨からあふれてしまうと病気を発症。骨に入った汚血は痛みの原因となります。

骨の中の汚血がお灸で溶けていくことは、痛みとかゆみの因子も溶けていくことを意味しています。汚血に含まれているもの、がん因子も骨から溶かし出すことが可能なのです。

汚血は骨の周囲の結合組織や筋肉にも溜まり、あらゆるところに溜まって堆積していき、病変へと移っていきます。

骨の中に入ってしまった悪因子は、温泉で体を温めても、マッサージをしても、なかなか体外に排泄できません。

しだいに骨の中の汚血の量が増えていくと、それだけ病気が発症しやすい体になります。

骨から悪因子を叩き出すのです。

点灸治療の方法

施術着に着替えて、治療用のベッドにまずは仰向《あおむ》けになり、顔から胸、お腹、腕、手、脚、足と順番に患者の体にお灸を置き、順番に火を点けていきます。軽いお灸、中程度のお灸、強いお灸の3種類のお灸をしていきます。

汚血が多く溜まっている箇所は強いお灸。もっとも数多く使うのは軽いお灸。それぞれを組み合わせて、全身に500個から600個のお灸をします。

顔から徐々に火を点けていきます。顔は弱いお灸の数が多いので、心地よい熱さから始まります。全身に一度に火を点けませんから、徐々に体が温かくなり、気持ちがよくなります。悪い箇所は強いお灸をしますが、今まで治療した経験から、熱くて耐えられない人はいません。「熱い」と何回か言えば終わり。だいたい熱く感じても30秒ぐらい。熱いと感じるのが当たり前で、熱くない人は重症です。

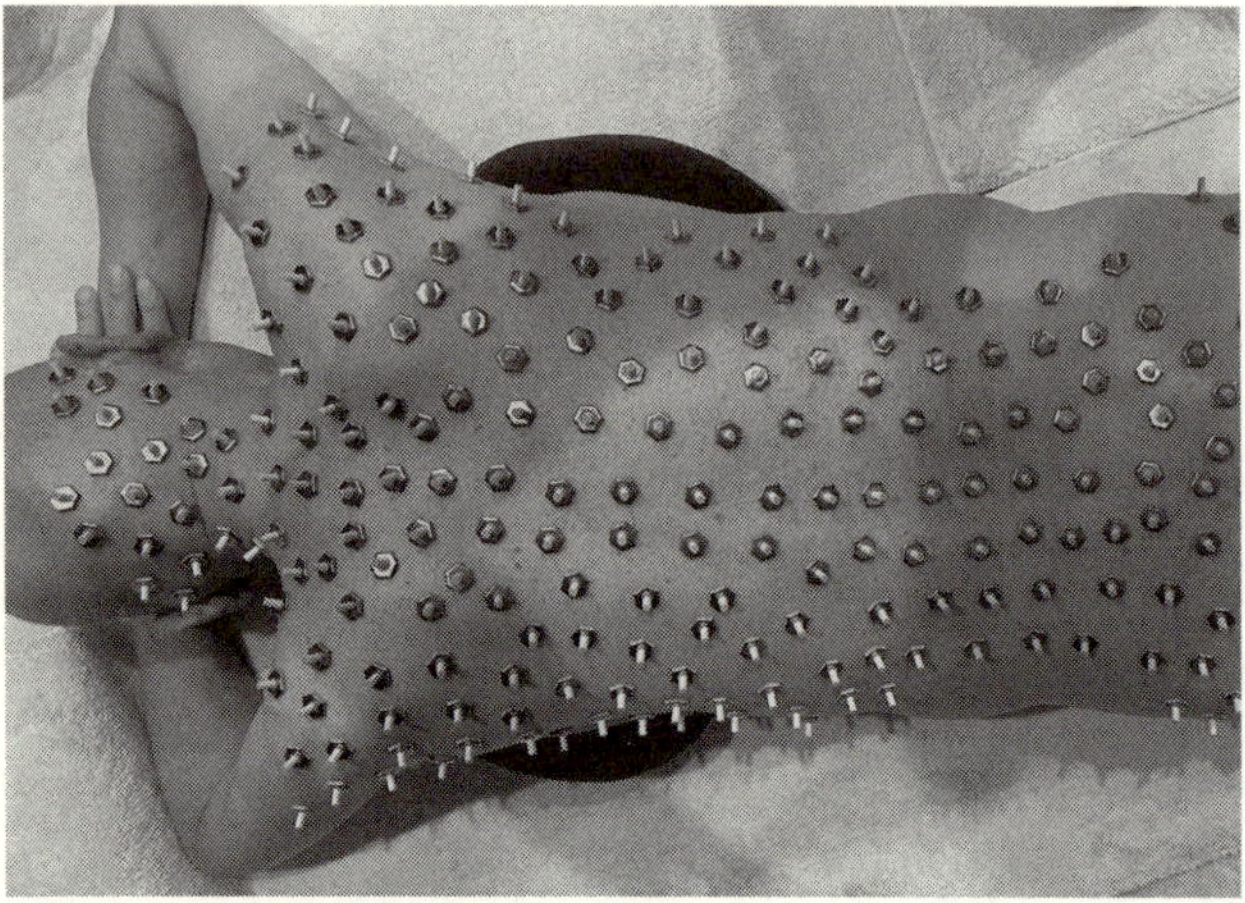

仰向けが終わるとうつ伏せになり、首、背中、腰、脚の裏側と順番に、患者の体にお灸を置いていきます。軽いお灸、中程度のお灸、強いお灸と3種類のお灸を使い分けます。

お灸は加熱によって体内に溜まった毒血や化学薬品などの異物を含んだ汚血を溶解します。しこりのようになった汚血の塊がなくなっていくのを実感できるでしょう。

1つのお灸で直径2センチメートルぐらいの範囲の汚血を溶かします。その量は10ミリグラムから30ミリグラムぐらいです。1回に何十個のお灸を同時に点火しますから、体が活性化し、より効果が出ます。点灸治療後は、だいたい30グラムから50グラムの汚血が尿や便として排泄できます。

症状によって点灸治療の回数は変わりますが、治療のたびに汚血の量は減って、症状がよくなっていくのを実感できるはずです。

お灸の効果

お灸の効果は次のとおりです。

1、すぐに疲れがとれる
2、すぐに筋肉痛が消えていく
3、すぐに痛みがとれる
4、すぐにかゆみがとれる
5、お灸をすることで、体内の悪因子を燃やし、以下のものを溶かす

・汚血の塊
・がん因子
・悪い脂肪
・プラスチック

・化学薬品の蓄積
・悪い毒性ウイルス、たんぱく質
・しこり
・硬い筋肉

点灸治療は、体内にある悪い因子や汚血を溶かし、全身をよい状態にするので、すべての病変、病態、症状を改善することができます。

例えば、子宮頸がんの患者は、お腹を押すと痛いと言いましたが、早期だったこともあり、3回の治療で改善しました。

お灸は、発熱、咽喉痛にもよく、舌炎、口内炎、舌がん、口腔がん、咽喉がん、首のコリ、老眼、緑内障、白内障、視力低下、目の充血、涙目、飛蚊症、集中力低下、頭が朦朧とする、顔面神経痛、顔面麻痺、難聴、耳鳴り、胸痛による心臓疾患、不整脈、期外収縮、狭心症、心筋梗塞、心不全、動悸、息切れ、前立腺肥大、前立腺がん、子宮がん、卵巣がん、子宮内膜症、中耳炎などに効果が見られます。

お灸をする場所によって効果は異なります。以下のとおりです。

・前胸部は、心臓発作も徐々に起きなくなる。
・前胸部と後背部の両方を治療すると、すぐに疲れがとれて元気になる。
・手や足の関節痛、腰の痛みが消える。
・額は、認知症、脳梗塞、脳の老化などの予防と改善に。
・目の上下左右の骨は、老眼、視力低下、白内障、緑内障、飛蚊症、目の充血、乾燥目、涙目に有効。
・両側の鼻の勧骨、鼻の上は、花粉症、鼻づまり、鼻炎の予防と改善。
・両耳の上下左右は、難聴、耳鳴り、聴力低下の予防と改善。
・上歯槽、下歯槽、両顎関節は、歯槽膿漏、歯肉炎、歯周病の予防と改善。
・首は、咽頭がん、口腔がん、食道がん、口内炎、舌炎の予防と改善。

私は、化学薬品を使い続け、副作用に苦しみ、重症になった患者を多く診てきました。お灸の治療では石油から作られた人工物の化学薬品を飲まないから、副作用がありません。

点灸治療は汚血を体外に出して、全身状態をよくします。体が温まるとよく眠れます。熟睡してよい睡眠がとれれば、体の回復は早くなります。

麝香《じゃこう》点灸の威力は絶大

もっとも浸透力が高い生薬は麝香です。

私は90年前に作られた麝香膏と出合いました。今ではなかなか手に入りません。そのため大変高価なものになってしまいました。

私は麝香膏ともぐさのお灸を合わせた麝香点灸の治療を行ったところ、その効果に驚きました。

汚血の塊をより早く、多く溶かしたのです。

がん患者に麝香点灸を行ったところ、2ヵ月でコリがやわらかくなって、3ヵ月でコリが小さくなりました。

継続して麝香点灸をすると、そのコリも消えていくのを確認しました。私は臨床体験で、麝香の浸透力によって、がんのコリを壊すことがわかりました。

がん患者のほかにも効果が見られ、麝香点灸はあらゆる病気に効果があるとわかりました。さらに針汚血吸引治療法を組み合わせると、病態が改善するのを確認しました。

麝香点灸治療で、骨や深層部に溜まって固まった深い汚血も溶かすことができます。

自分でお灸をして症状を改善させる

お灸はクリニックでやるようにはいかなくても、家で誰でもできます。私は自宅で自分でお灸ができるようになるために、クリニックで毎月、第1、第3月曜日に2時間、勉強会を開催しています。

勉強会では基本的なことを学んでいただきます。点灸する場所は、骨と骨の周囲の筋肉で、指で押してみると、ほかの部分よりも痛いと感じるところであるとか、どのようにお灸をするのかとかを習得していただけます。

自覚症状や自感症状、不定愁訴を自宅でお灸をして改善できれば、それにこしたことはありません。ぜひ、自分でできることはして健康になっていただきたい。

1ヵ月間、自宅でお灸をすると効果を感じるはずです。10分から20分ぐらいですから続けられるでしょう。習慣になれば、体の状態はよくなるし、健康維持にも役立ちます。

自分を治療して、健康になることはもちろんですが、家族や友人などほかの人にもできます。自分の体は自分でよくするのです。

点灸治療後の水ぶくれは異物が体にある証

点灸治療をすると皮膚に水ぶくれができる場合があります。これは体内に化学薬品やポリプロピレン、つまりプラスチックが潜んでいる証拠です。

水ぶくれができたら、点灸治療を重ねて行い、体内の異物を排出すればいいのです。水ぶくれに躊躇《ちゅうちょ》することはありません。

点灸治療をしていないのに、皮膚にできた水ぶくれや水疱は、化学薬品を飲み過ぎて、体が異物を体外に出したいから起きた症状です。

体はいろいろなサインを出してきます。体の声に耳を傾け、自分の体をよりよくするために役立てるとよいでしょう。いつもと違う体の違和感は、早期に発見すれば、早くに改善できます。

第2章

蔡式針灸治療法、蔡式針汚血吸引治療法とは

中医学5000年の原理原則は元気、無痛、無病

中国5000年の中医学の原理原則は、「元気」「無痛」「無病」の人生を送ることです。

老廃物が堆積して汚血となり、汚血が硬くなってコリとなります。肩コリがひどい、肩甲骨の可動域が狭くて重い感じがする、腕が凝っているなど、コリを経験したことがない人はいないと言っても過言ではないでしょう。つまり、汚血を溜めて、固くなったものが体内に蓄積している証です。汚血を体内に長く溜めれば溜めるほど、がんなどの病気になる可能性が高くなります。

病気にならないために、体のすみずみまで血液が十分に回るようにするには、汚血を溶かして、体外に出すこと。血管に汚血が溜まったり、血管の周辺に汚血があって血管を圧迫したりする状態をなくすことです。

中国の医療では、もぐさ点灸と鍼が古くから行われてきました。

私が開発した蔡式三大治療法は、中医学を土台にしていますが、研究し、発展し、強化させ、万病の元となる汚血を効率よく体から排泄させる独自の治療法です。これらは薬を使わずに体内の汚血を出していくので副作用がありません。

私の病気を治す医師がいないから、私が医師になった

私が医師を目指したのは、自分自身が病気になり、なかなか治らなかったからです。18歳で多発性関節炎を患い、関節の痛みが出ました。西洋医学の化学薬品もいろいろと試しました。効果がないどころか、痛みが増して症状は悪化し、このままよくならないと人工関節の手術をすると医師に言われてしまいました。東洋医学も受診しましたがよくなりません。

当時、私は蔣介石が作った中央警察大学を卒業して、台湾警備総司令部（TCIA）に所属し、台湾政府から派遣されて、日本の明治大学で法律を学んでいました。日本でも多発性関節炎の治療をいろいろと試しましたが、改善されません。

私を治す医師がいないなら、自分が治せる医師になろう、日本で最先端の医学の勉強をしようと決心し、医師になるために職を辞めました。

千葉大学の医学部に入学して学び、医師免許を取得。その後は、千葉大学医学部附属病院で医師として勤務しました。

そこで私が実感したのは、西洋医学の限界です。私が患っていたような慢性疾患には、化学薬品ではほとんど効果がみられませんでした。病院では検査をして病名をつけ、病名にあわせて投薬する。この一般的な治療方法では、患者の苦痛が解消されないのです。化学薬品を服用しているのに、悪化していく人もいます。私は病気で苦しんでいる人を助けて、役に立ちたいのに患者は治りません。

私は自分のクリニックで、病態を改善する治療法の研究と開発に没頭しました。

体中にある汚血を除去するのが最善

中国5000年の医療は、臨床経験のもと立証されています。私は中医学を基に汚血を体外に出す治療法を研究し開発してきました。

私は医師の前は警察官僚だったので、中央警察大学で警官教育を受けています。その教えは以下のとおりです。

・事件の真実を解明する。
・真実の原理を見分ける。
・偽りを察知する。
・国のため、社会のため、人民のために働き、利を追求してはいけない。
・まじめに向き合い、誠の考えで、正しく事件を解明することが社会のため、人民のために一番大事なことである。

警察が事件の現場を見て、総合的に判断することは、医療でも同じです。医師が患者の病変、病態を総合的に分析して、患者の体という現場を見る。

警察は人を守り、社会に役立つ仕事です。同じように、私は医師として病気の人を救い、命を救って、みなさんの役に立ちたい。健康で楽しく、充実した人生を送るために貢献したいのです。

私がクリニックを開業した当初は、薬を使わない物理療法、つまり鍼灸治療とマッサージ療法をしていました。それを自分で試すと、1年で約8割、快復しました。完治ではないので、研究を続け、試行錯誤し、より効果的な治療法を研究しました。

そして、針汚血吸引治療法と針灸治療法にたどり着き、より効果的に汚血を体外に出せるようになりました。もちろん私自身が治療を体験して、その効果を実感しました。

最初は皮膚疾患を中心に治療を行いましたが、しだいにがん患者、難病患者が来院するようになったのです。がん患者に針汚血吸引治療をすると、病態の改善が見られました。

何をやっても効果が見られなかったがん患者が国内はもちろん、海外からも来院するようになりました。現在も国内外から治療にきています。

針汚血吸引治療法、針灸治療法で、かなりの汚血は排出できますが、骨の中に入っている汚血はなかなかしぶとく残ります。

そこで点灸治療を始めました。最初に点灸治療のことを書きましたが、開発したのは、針汚血吸引治療法、針灸治療法の後です。これで蔡式三大治療法が完成しました。

「病来如山倒、病去如抽丝」が意味すること

がんなどの病気は、小さな病変の長年の累積によるものだということは、わかっていただけたと思います。

中国のことわざに「病来如山倒、病去如抽丝」というものがあります。「病気がやってくるときは、山が急激に倒れるようであるが、病気が去るのは、繭から糸を繰るかのようである」が直訳です。

わかりやすく言うと、「病気が発症したら、山崩れ、雪崩と同じように、一気に襲いかかってくるけれど、病気がよくなるときは、蚕が糸を吐いて作った繭から糸をつむぐように、ゆっくり少しずつしか治らないから、治療には忍耐が必要である」ということになります。

体内で、長期間、汚血が溜まって、累積して、蓄積して、繭のようになっています。

だから繭の糸を少しずつ取っていくように、汚血も徐々に取るのです。残念ながら一気に治すことはできません。一歩一歩、少しずつ汚血を体外に出していくしかありません。

病院で処方された化学薬品を服用して症状が落ち着くと、治ったと思っていませんか。化学薬品は一時的に症状を抑えることはできますが、治ってはいません。すぐに化学薬品で治せるならば、今、病気で苦しんでいる人はいないはずです。

病気になってしまって、「○○だったら」「○○していれば」と後悔しても過去には戻れませんから、これから何をすると健康に近づけるのかを考えて実行するのです。

蔡式三大治療法とは

三大治療法とは次の3つです。

①蔡式点灸治療法
②蔡式針灸治療法
③蔡式針汚血吸引治療法

これらは中医学の原理原則を基本とし、目的は治病、若返り。苦痛がない、生活の質を落とさない、元気で長生きすることを考えてできた治療法です。日本の技術力があったからより効果的にできました。シンガポールでは似たような治療は、全部手で行い、4時間ぐらいかかって、約20万円。香港も同様に手で治療するので、4時間ぐらいで15万円。蔡式は1つの治療で、約1時間、2万5000円程度。2つ組み合わせて5万円ぐらいです。

局所的に溜まった老廃物や汚血はコリとなり、時間の経過とともに硬くなって、塊が大きくなると臓器を圧迫して機能が低下していく。そうなると、病変が発生します。

一例をお話しします。

恥骨の下の膀胱に汚血のコリができると、膀胱の機能が低下して頻尿になります。これが膀胱での病変の最初です。

頻尿になったら、恥骨の上に点灸をして、膀胱にある汚血のコリを溶かします。汚血が体外に排出できれば、症状が改善します。

西洋医学による手術は体にダメージを与えます。開腹手術より内視鏡での手術は負担が少ないとはいえ、手術をするためには麻酔が欠かせません。糖尿病や高血圧の人にとって、全身麻酔は合併症のリスクを伴います。術後は抗生剤や痛み止めの化学薬品を使うので、それらは体にとって異物です。つまり汚血になっていきます。化学薬品は副作用があるため、さらに別の症状が出て苦しむことになります。副作用の症状を医師に訴えると、さらに化学薬品が処方され、飲み薬が増えていきます。私はこの悪循環に疑問をもちました。

私が開発した治療法は、どれも薬を使いませんから副作用がありません。メスも使いませんし、内視鏡を入れるような穴も開けません。痛みもありません。ほかの組織を傷つけることなく、病気の原因である汚血を取り除きます。

しかも全身状態をよくし、患部の痛みやかゆみだけではなく、疲労感や肩コリなどのほかの症状も改善されるのです。

臓器を圧迫したり、血管内を狭くしたり、じゃましていた汚血がなくなるのですから、代謝が活発になります。自然治癒力、体力が上がります。全身の状態がよくなれば、病名に関係なく効果があります。部分だけをよくするのではなく、体全体をよくします。

蔡式点灸治療については第1章で書いたので、第2章では、蔡式針灸治療法と蔡式針汚血吸引治療法について説明します。

蔡式針灸治療法とは

２０００年前の中国の陰陽五行穴鍼灸は、気が通る道である経絡と経穴《けいけつ》（ツボ）に鍼を打って治療していきますが、私が考案した針灸治療法は、西洋医学と中医学のすぐれた点を融合させました。現代医学の神経分布を基本に施術を行います。私が独自に考案した神経外科解剖針灸と言っていいでしょう。

経絡ではなく、神経分布を基本にした理由は、汚血は病巣の周辺にある神経に沿うように、小石のような小さな塊となって溜まっていくからです。

その塊に針を打ち、お灸によって加熱すると、塊が崩れて異種たんぱく質やさまざまな異物、毒物が混ざった汚血が排出されていきます。

汚血が体外に出ていくと病巣は縮小し、しだいに消滅していきます。それとともに痛みやかゆみ、炎症なども治まります。これは、浅層部からも深層部からも炎症を取り除き、即効性のある治療法で、自然治癒力も上がります。

実際の治療では、針を体に垂直に打ち、その針の先端のお灸に火を点けます。お灸の熱が針を伝って深いところまで届きます。

1本の針の周囲に波及する灸加熱効果は、だいたい直径4センチメートルから5センチメートル前後。そこの神経を活性化させます。

私の臨床経験からは、この治療法で9割近くの病気の改善に役立つことがわかりましたが、改善であって、完治ではありません。

そこでもっと根治治療ができる方法を見つけたいという思いから、研究を進めてたどり着いたのが蔡式針汚血吸引治療法です。

蔡式針汚血吸引治療法とは

さらに独自の理論で開発したのが、蔡式針汚血吸引治療法です。針とカッピングを組み合わせ、汚血を吸引して、さまざまな老廃物を含んだ毒血である汚血を体外に出していきます。

中医学などで吸引療法、吸角療法としてカッピングは行われていますが、蔡式針汚血吸引治療法はそれらとは異なり、病気の患部やその周辺に溜まっている汚血を吸い出します。

私が開発した針汚血吸引治療法は、経穴（ツボ）ではなく、汚血があるところに針を刺します。病気の人は、必ず一定の場所にコリがあります。このコリは、代謝されなかった異種たんぱく質などの老廃物が集まって固まったもの、つまり汚血の塊です。

針とカッピングを併用することで、高い効果が得られます。

治療の手順は以下の通り。まず施術着に着替えます。施術台にうつ伏せになっていただき、背中から治療を始め、腰、脚の裏側、首などを治療していきます。

最初に細い針を汚血を吸引する場所に100回ぐらい刺します。これはテクニックが必要で、それによって無痛の刺鍼が可能になります。その部分からガラス製の吸引カップで吸引して、汚血を吸い出します。この刺鍼とカッピングを全身に行います。治療時間は1時間程度。

カップは汚血を吸引する場所によって、大きさを選びます。顔や手は小さいカップ。背中は一番汚血が溜まる場所ですから、大きいカップを20個ぐらい。真空ポンプの原理でカッピングして汚血を吸い出し、体外に出していきます。

最初に書いたように黒ずんでどろっとした汚血、泡状の汚血が体内から出てきます。泡状の汚血は化学薬品。白い泡状のものは、プラスチックなど。これらの老廃物が体外に出ると体が楽になったと感じるでしょう。背中に汚血が溜まって、デコボコしていたのが、治療をするたびに平らになります。治療を重ねていくとよくなっているのを実感できるはずです。

うつ伏せの治療が終わると、施術台に仰向けに寝ていただきます。そして、胸部、腹部、脚の表側、手、腕、顔の治療をしていきます。

病気の症状の違いや個人差で、症状が改善する治療回数は異なります。

この治療を私自身が半年行うと、多発性関節炎の症状の約95パーセントの改善効果がありました。鼠径《そけい》ヘルニアの手術で使ったプラスチックの害（P73）でも同様の治療を行いました。白い泡状の汚血が取っても取っても出てきます。それだけたくさんの異物が体内のあちこちにあることがわかりました。この治療法で私は汚血を取り続け、かなり改善しました。

現在、クリニックの治療では、蔡式点灸治療法と蔡式針汚血吸引治療法とを組み合わせて、汚血を溶かして、カッピングで体外に出しています。点灸治療法と針汚血吸引治療法を合わせると、症状によっても異なりますが、約2時間半かかります。

私が直面したプラスチックによる症状

ここで私のつらかった体験をお話しします。

2013年に、私は改めて、現代の西洋医療の問題を実感する経験をしました。腹壁から腸が飛び出す鼠径ヘルニアになり、手術を受けました。それから半年経った頃、手術を受けた周辺の皮膚が黒ずみ、水疱のような湿疹が出始めました。腸が飛び出さないように置かれたプラスチック製品のポリプロピレンのメッシュが、溶け出して全身に広がってしまったとわかりました。

しばらくすると両膝関節にプラスチックの成分が溜まって痛み出し、顎関節の可動域が狭くなって咀嚼《そしゃく》も苦労しました。

1年後には、全身に水疱が発生して、かゆみと痛みもあり、慢性気管支炎も発症しました。プラスチックによる一種の中毒症状です。

これは大変だと思い、鼠径部のポリプロピレンメッシュの摘出手術をしました。そして自分で開発した針汚血吸引治療をして、約半年で皮膚の湿疹と関節痛は改善しましたが、完全な回復とはいきませんでした。かゆみや痛みが残り、10年間、苦しみました。

今でも手術では化学的に作られたメッシュが使われています。西洋医学で使われている薬も化学的に合成されています。これらの異物が体内に入ったので、体が反応して起きた症状です。自ら体験して、異物が体にどれほどの悪影響を及ぼすのか改めて実感しました。

三大治療法の効果

効果は以下のとおりです。

・がんの予防になる。ポリープも発生しない。

・がん患者の再発、リンパ転移の治療。その予防。

・体中の骨の痛みを改善する。それによって心臓発作を起こさない（P１３４参照）。

・深部の痛みに効果がある。

・呼吸器内科や呼吸器外科で診る疾病、肺がん、肺気腫、肺炎そのほか、肺拡張症、脳梗塞、認知症、偏頭痛、花粉症、中耳炎、鼻づまり、くしゃみ、多発性関節炎、全身の痛み、歯肉痛、息切れ、息苦しさ、肩コリ、背中痛、腰痛、坐骨神経痛、膝関節炎、歯肉炎、顎関節症、目の病変などに効果がある。

中国の医療には「難病」という名詞はありません。日本の指定難病は、2024年4月の時点で341疾病。毎年、指定難病は増え続けています。

どの病気でも三大治療法は効果がありますが、軽症、中症、やや重症、重症といった程度によって、治療回数が異なります。

いずれにしても三大治療法を5回行うと、体の変化を実感できるはずです。あきらめないことです。そのほか生活習慣を見直す、運動をする、休養を十分にとるなど、自分でできることをするのです。

三大治療法の特長をまとめます。

①検査をして病名を決めることがない。
②薬（化学薬品も漢方薬も）は使わないから、副作用の心配がない。
③外科手術をしない。
④即治療し、即症状を改善する。
⑤すべての病気に対応できる。

⑥予防、治療の両面で効果が高い。
⑦病気を根本的に治療できる。

真の医療の目的は苦痛を取り除くことです。

治療法を組み合わせると効果が高まる

三大治療法を2つ組み合わせて、1日に約2時間半の治療を行うとより高い効果が出ます。だいたい2つを組み合わせた1回の治療費は5万円ぐらいです。病態の発生原因である食事の指導も行います。私は手作業の治療を行っているので、1日に治療できるのは40人から50人が限度です。

症状の程度によって治療の回数や期間は異なりますが、55歳前で、肩コリ、頭痛、咳、鼻づまり、歯肉痛、花粉症、倦怠感、肉体疲労、腰痛、背中痛、不眠、冷え性、腹痛、胃もたれ、胸痛、不整脈、動悸、精神不安定などの症状がある人は、2つ組み合わせた治療で4回から5回でほとんど改善するでしょう。

症状が長期間続いて、あちこちに痛みがあり、化学薬品を飲み続けている人は、10回前後の治療で体力が回復すると思います。

重症のがん患者は三大治療法を2つ組み合わせて、15回前後を目安に治療を行いながら調整していきます。元気を取り戻している人はたくさんいます。

健康維持のためにも効果があります。重症になって、生活の質を落とし、不安と心配でストレスを抱えて、晴れない気持ちでいるよりも、未病の段階で体内の汚血を出して、すがすがしく、元気で、食欲もあっておいしく食べられる日々を送れるのが一番です。

体のメンテナンスなら、1つの治療法でもいいし、2つ組み合わせてより効果を上げてもいいでしょう。治療の期間をあけても、定期的に体内をきれいにしておくと快適に過ごせます。

治療回数の目安

蔡式三大治療法の治療回数の目安です。

・歯をくいしばる症状　2回
・目の周りのむくみと目の下のクマ　5回
・目の網膜黄斑変性は、麝香点灸で10回
・膠原病の前兆である手足のこわばり。初期のこわばり　2回
・咳込みや息苦しさ　5回
・老眼、白内障、緑内障、飛蚊症　5回
・痛風の足の痛み　3回
・気管支喘息　5回
・胸痛、背中痛　3回

・胃もたれ、胃が重苦しいとき　2回から5回
・頭痛、偏頭痛、30年以上続いている頭痛は麝香針灸治療で2回
・肩コリ、首コリ　針灸治療で2回
・子宮頸がんの痛み　10回

新型コロナウイルス感染症、インフルエンザ、鳥インフルエンザ、これらの原因はすべて食べもの。毒性がある酸化した牛・豚・鶏・魚の肉が原因で、気管支に入って起こる病変です。

有機フッ素化合物（PFAS）には発がん性があると言われますが、実を言うと化学薬品の処方でもこれと同じことが言えます。長く飲むと化学薬品も発がん性があることを認識すべきです。

西洋医学と蔡式治療法の違い

西洋医学は、人の体を構成している各臓器や細胞に分解して、解析や診断をする方法です。臓器や細胞の不具合に、化学薬品を使い、正常に戻そうとします。

人間の体は、いろいろなところが複雑につながっているので、体を分割して考えても何が起きているのかわからず、説明がつかないところがあります。

西洋医学の限界は、科学に頼り過ぎて目に見えないことや科学的に立証できないことは信じないことです。

西洋医学は、最先端の技術で、医療機器が開発され、内臓や血管などの病態がはっきりと具体的に見えるし、把握できます。内臓機能や血液の状態も数値で測定できます。

過去にはペニシリンなどでたくさんの命を救ったのは事実です。これは化学薬品がはっきりわかっている病原体に対しては速く効くからです。

しかし、目に見えること、数値で測れるものは、症状であって病気の原因ではありません。画像で見えなくなったから、数値が正常の範囲になったからと言って、病気の原因がわかり、それを取り除けて病気が治ったのとは違います。いったん症状が治まっただけで、また繰り返す可能性が高いのです。がん患者が抗がん剤や新薬を使って、病巣が画像から消えて、これで大丈夫だと喜んでも、再発した例はたくさんあります。

化学薬品は人工的、化学的に作られたものです。その薬を使うと、体内の病巣以外のところにも入っていくからやっかいなのです。

抗がん剤はがん細胞をやっつけますが、正常細胞も叩きます。だから患者は衰弱します。抗生剤は病原菌を殺しますが、飲み続けると肝臓に影響が出たり、冠動脈が詰まったり、白血球が減少したりすることが起きます。

現代西洋医学は、交通事故やなんらかの理由で骨折や傷ついた場合は、手術をして治します。西洋医学は救急医療と検査はとてもすぐれています。

また手術で病根を取り除くことは、病気治療の理にかなった論理です。ただ、西洋医学による手術は、悪い部分の周辺組織ごと切り取るため、体に大きなダメージを与えます。

しかも、手術はそのままメスを入れるとショック死してしまうほどの痛みを伴うので、麻酔が欠かせません。糖尿病や高血圧の疾患がある人にとって、全身麻酔は合併症のリスクを伴うのです。手術後には抗生剤や痛み止めなどの化学薬品を使います。

何度も手術を行うことは体の負担が大きく、悪いからと次から次に臓器を取り除いてしまうと、生命にかかわってきます。どの臓器も生きていくために必要だからあるし、それぞれに重要な働きをしています。

手術によっては重い後遺症が残ってしまう場合もあるし、体に手術痕を残すことにもなるのです。

その点、私が開発した蔡式点灸治療法、蔡式針灸治療法、蔡式針汚血吸引治療法という三大治療法は、体にメスを入れることもなければ、激しい痛みを伴うこともなく、後遺症の心配もありません。何度でも治療を受けることができます。しかも、ほかの組織を傷つけることなく、病気の原因である汚血を取り除きます。

悪い部分だけを治療するのではなく、私が行っている治療はどれも全身状態をよくします。痛みやかゆみといった患部の症状がよくなると同時に、代謝が活発になり、自然治癒力がアップします。

私はどの病気の治療にも化学薬品は使いません。私が開発した汚血を取る治療法で、今まで50万人以上のさまざまな病気を治療してきました。その結果、化学薬品は副作用や薬害ばかりという考えにいたりました。しかも化学薬品は汚血となっていきます。私は45年前から、ずっと化学薬品では病気は治せないと言い続けています。

患者に肉体的にも精神的にも、また経済的にも負担をかけずに治療ができるのは、無傷外科手術＝蔡式三大治療法だけです。

第3章

なぜ病気を発症するのか

汚血が血流をはばみ、細胞を圧迫する

どんな疾病も急にできるものではありません。病気が発症する根本的な原因は、体内から排泄できない毒素や異物を含んだ汚血の累積、蓄積によるものだということはわかっていただけたはずです。

汚血の中でも体に悪影響を及ぼすのは、化学薬品、ウイルス、プラスチックなどです。神経や骨にまで沈着し、痛みとかゆみを発生させます。

病気までいかなくても、体に水疱ができる場合があります。それは体内に入ったものが異物だとわかり、体外に出したいから体が知らせてきたのです。

病気は部分で見てはいけません。体はあらゆるものがつながってかかわりあっています。腎臓が悪ければ、心臓にも関係します。すい臓、胆のう、肝臓も密接に関係しあっているのです。

精神的なストレスがかかり過ぎると、胃が痛くなる、胃潰瘍になるなど、精神的なことと肉体の症状も関係しています。

疲れ過ぎも睡眠不足も、体調や気分にかかわってきます。

心身のストレスがかかると血管は収縮し、血流が悪くなり、汚血が溜まっていくように、いろいろなことがつながっているのです。

血管の状態を考えるとよくわかると思います。

人間の体はすみずみまで血管が張り巡らされています。血管は動脈や静脈という太い血管と毛細血管があり、毛細血管は地球約2周半の長さで、赤血球が1つ通れるぐらいの細さです。それが全身の血管の99パーセントにおよぶのです。

血液は酸素や栄養素を運び、二酸化炭素などの老廃物を回収する役割があります。ウイルスなど体外から侵入した病原体と闘い、異物や体内の壊れた組織や異常細胞を排除します。また、傷ついた血管を修復して、血液が血管の外に流れるのを防ぎます。

このように血液はとても大切な役目を担っています。だから血液を全身に届けるためには丈夫な血管が必要で、血液の循環がいいと健康な状態ですが、循環が悪くなると、いろいろな病気を発症することになります。

手先や足先が冷たい人は、細部まで十分に毛細血管が届いていません。血液が流れていない状態がゴースト血管です。加齢や生活習慣などが原因で起こることが多いとされています。

毛細血管に血液が正しく流れず、ゴースト血管が増えると、むくみや冷えなどさまざまな体の不調の原因になります。血液が細部まで順調に行き届いていれば、体が温かいはず。血管を丈夫で正常な働きにすることが、健康な体にとっては重要だとわかっていただけたはずです。

汚血が体内に溜まると、血流をはばむので、各細胞への栄養や酸素の供給、細胞からの老廃物の排出の両方をさまたげ、その結果、細胞が正常に機能しにくくなり、あちこちで支障が発生することになります。

小さいコリがたくさん発生し、それらが時間をかけて大きくなるとがんになります。

自然なコリは治りますが、人工物などの異物のコリは、自然にはなかなか出ていきません。だから汚血を取り除くのです。

体が重いと心も重い

体が重く感じるのは、体表の結合組織が疲れて、汚血の小さなコリが数多く溜まっているからです。

このとき、病変はまだ軽く、体表にあります。体の芯の部分まで入っていませんから、病態も軽いはず。

心が重いと感じるときは、あなたの病変、病態が骨の中にまで入っています。つまり、体だけが重いと感じていたときよりも病態が悪化しています。私はこのような人には、点灸治療法と針汚血吸引治療法を組み合わせます。点灸治療法で体表と骨の汚血を溶かして浮かせ、カッピングを使った針汚血吸引治療法で汚血を吸い取り、体外に出していきます。

骨まで汚血が入ったら病変が重いことを知っておいてほしいのです。

昔は西洋も東洋も植物が薬

中国では漢方薬は植物が主な原料で、動物や鉱物を使う場合もありますがまれです。いずれも自然界に存在するものです。処方と使い方を間違わなければ、副作用はほとんどありません。症状や体質にあっていれば効果を上げます。

紀元前1700年頃、古代エジプトに700種類のハーブの栽培記録が残っています。インドのアーユルヴェーダでは、紀元前3000年頃から植物療法が行われていたと言われています。

古代ギリシャの医学の父・ヒポクラテスは、400種類のハーブを処方したとされ、中世にいたるまで、弟子たちは研究し、処方したと伝えられています。

ヨーロッパでは、西洋医学の化学薬品が製造される前は、いろいろな病に植物（ハーブ）をそのまま利用し、薬として病気の治療に使っていました。ハーブは古くから薬として使われ、人間に備わっている能力を引き出し、体の不調を改善し、病気を防いできたのです。今もヨーロッパでは、たくさんのハーブが医薬品として承認されています。

日本でも風邪をひいたときに生姜湯を飲む、火傷《やけど》にはアロエを塗る、などが家庭で行われてきました。日本に自生しているドクダミ、ヨモギ、ウコン、スギナなどは古くから人々の健康に役立っています。植物は自然界にあるものですから、安心して使うことができます。

健康体であれば、がん細胞は自死する

2024年の日本人の死亡原因の第1位は悪性新生物（がん）、第2位は心疾患（高血圧性を除く）、第3位は老衰となっています。そのあとに脳血管疾患、肺炎と続きます。

1位ががんです。日本人の2人に1人ががんにかかり、3人に1人が、がんで死亡しているのが現状です。60歳以降はがんの罹患率が高くなり、60代以降の男性は女性よりもがんにかかる人が増えています。今や38万5000人を超える人ががんで死亡し、罹患人数は100万人を超えています。

現代は精密な検査ができるようになり、早期の段階の米粒ぐらいのがんでも見つけられ、初期でも手術をすることもあります。

がん細胞そのものは、健康な人の体内でも1日に5000個くらいは作られていると言われています。人間の体を構成している約60兆個の細胞は、絶えず分裂して新しく生まれ変わります。その細胞分裂では細胞の設計図である遺伝子をもとにコピーされますが、何らかの影響で遺伝子が突然変異して、コピーミスが起こる場合があるのです。

コピーミスが起きても、すぐにがんになるわけではありません。健康な人でも1日約5000個のコピーミスが起こっているのです。しかし健康体ならば、コピーミスでできた異常な細胞は、体内の免疫細胞の標的となって、攻撃されて死滅します。日々生まれるがん細胞のほとんどは、細胞の自死「アポトーシス」という現象で死んでいきます。

遺伝子に障害が生じた場合は、がん化する前に消滅するように、がん抑制遺伝子がプログラミングされています。これがうまく機能すれば、がん細胞は増殖できずに消滅していくので、生命を脅かさないと考えられているのです。ところが、免疫細胞の攻撃を逃れて生き残る細胞がいて、がん細胞となります。それらが異常な分裂、増殖を繰り返し、10年、20年という時間をかけて、がんとなります。

新型コロナウイルス感染症のワクチンへの疑問

2020年から、新型コロナウイルス感染症のパンデミックで、世界中が翻弄され、危機的な状況でした。毎日、テレビやラジオなどのメディアでは新型コロナの報道をしていました。

そのときにワクチンを接種すれば大丈夫であると希望をもった人はたくさんいます。ワクチンの開発は新型コロナの発生当初から世界保健機関（WHO）によって要請されました。そして短期間でワクチンが開発され、世界中の多くの人々がワクチンを接種しています。ワクチンがどれだけの効果があったのか、後遺症はどの程度あったのか、どのようなものなのかなど、接種した人たちのその後のデータは発表されていません。

ワクチン接種後の副反応もずいぶん取りざたされました。

新型コロナになった場合は、抗ウイルス薬を使います。その薬で、多くの人に後遺症が出ています。後遺症には、激しい倦怠感、息苦しさ、思考力低下、食欲不振、全身の痛み、頭痛、動悸、気分の落ち込み、ほぼ寝たきりなどがみられます。

後遺症で医者に診てもらうと、さらに抗ウイルス薬を処方されます。どんなに高額な薬を使っても、後遺症がますます重症になっているのが現状です。後遺症を追跡した発表もありません。

2024年10月からは、次世代型の自己増殖型mRNAワクチン「レプリコン(コスタイベ筋注)」を含む新型コロナワクチンの定期接種が開始されました。これは遺伝子製剤です。始まったばかりの新型コロナワクチン(レプリコンワクチン)は、人間に接種したあと、どのようなことが体内で起きるのかわかっていません。わからないものを接種することに私は疑問をもっています。

新型コロナの後遺症だけではなく、現代医療では、どの病気にも化学薬品を使いますから、副作用や後遺症がつきものです。化学薬品を投与すればするほど、副作用の症状が勃発するでしょう。

私は化学的に作られた薬品は体内に入れてはいけないと言い続けてきました。ステロイド剤を使って、皮膚病が悪化して、真っ赤にはれあがり、湿疹や発疹がひどくなった人たちをたくさん診てきました。ほかの病気でも同様のことが言えます。

頭に叩き込んでいただきたいので、繰り返しになりますが言います。化学薬品は人工物であり、人間にとっては異物です。体内に入れれば、なかなか自然に体外に排出することがむずかしいのです。累積し、堆積して、汚血となり、何らかの病変の発生となっていきます。

汚血が体内に溜まっていなければ、新型コロナウイルスにもかからない。もしくはかかったとしても軽症であると私は考えています。さまざまな老廃物の塊である汚血が、たくさん溜まっている人が重症になっているのです。体内をきれいにして、体の機能が正常に働くようにすることが最優先です。

「治病」を目的とする治療が必要

医師は患者の苦痛を取り除き、治すのが仕事です。ですが現在の西洋医学ではあまりうまくいっていません。化学薬品を患者が服用し、一時的に症状が落ち着いても、次には薬の副作用で、さらなる苦痛を抱えることになります。患者の症状の発生元を突き止めなければならないのに、症状を抑える対症療法がなされているからです。

医師は患者の苦痛を取り除くためにその原因を突き止める必要があります。苦痛が取り除かれて、元気に日常生活を送れること、仕事ができるようにすることこそが大事なのです。

患者を治すためには、原因を取り除く根本治療が必要です。だから病気の原因である汚血を取り除くのです。

原因を見ずに、対症療法をしても、症状を抑えただけで改善はされません。全身状態がよくなればいいのですから、私は病名も必要ないと言っているのです。

医療は病気を治すこと、すなわち「治病」を目的としています。患者の苦痛、不具合を治すことです。けっしてお金もうけに走ってはいけません。

汚血は自然汚血と人工汚血の2種類

毎日、私たちは朝食、昼食、夕食と食事をして栄養を摂っていますから、生活していると不要なたんぱく質や脂肪が体内に溜まってしまいます。私はこれらを自然汚血と言っています。

自然汚血が溜まりやすい食べものの一例は、チーズ、バター、まぐろのトロや中トロ、牛肉・豚肉・鶏肉のひき肉用の硬い部分の肉、海老、蟹、ホタテ貝や牡蠣などの貝類、内臓などです。

ケーキや生クリームなどの牛乳から作られるものを使ったお菓子、牛・豚・鶏のガラスープ、コンソメスープなどもです。

人工汚血は、石油から作った化学薬品や食品添加物、人工化合物、外科手術のポリプロピレンメッシュなどによるものです。

われわれは長年にわたって、自然汚血も人工汚血も体内に蓄積していきますから、65歳以後は病変だらけとも言えます。どのような病気が発症してもおかしくない状態でしょう。

汚血が溜まる原因の1つは老化

病変の大きな症状は、痛みとかゆみですが、さらに細かくみていくと、ほかには、発熱、咳、鼻づまり、疲労感、食欲不振、出血、便秘、下痢などの症状があります。

これらの症状が出る原因は、体内と体表に溜まっている汚血です。本来、体に不必要なもの、害があるものは、自然治癒力によって体外に排出されていきますが、これが排出されずに溜まっていく原因の1つは老化です。

病を未然に防ぐ、あるいは病にかかっても元のように体を修復するためには、人間が本来もっている生命力や自然治癒力が必要です。中医学で言う「五臓六腑」が正常に働くことで生まれる力です。

五臓は、肝、心、脾、肺、腎の5つの総称です。袋状になっていて、エネルギー、栄養素の血、うるおいの水など、体に必要なものを生み出し、貯蔵する役割があります。五臓はお互いに影響を与え合いながら、促進し合ったり、抑制し合ったり、バランスをとって成り立っています。

しかし五臓六腑は、60年ぐらい使うと衰弱します。これが老化です。老化によって自然治癒力が低下すると、体内の異物や老廃物という悪物を排泄する力が衰えていきます。

健康であれば、尿、便、汗、痰などによって、毒素は排泄されます。排泄の力が強いということは、生命力が充分にある証です。

若い人が睡眠不足や不規則な生活、暴飲暴食などの不摂生をしても病気を発症しないのは、体力があるからです。若いから体内に蓄積している汚血が少ないこともあります。汚血を排出する力もあります。だから無理をしても、体を保つことができます。子どもの頃から化学薬品を飲んでいると、若くても体内に汚血がかなり溜まっていることになるのです。

薬を飲んでいれば、加齢とともに異物として体内に溜まっていきます。だから歳を重ねれば重ねるほど、病気が発症することになります。

細胞が老化し、衰弱していくと、体内の汚血、がんの因子、悪いたんぱく質などを排泄しにくくなります。自力で排泄できないなら、お灸をする、汚血を体外に出す、といった治療を実行しなければいけません。

化学薬品はなかなか体外に出ない

老化以外にも、毒が排出できない原因があります。

体にとって害のあるものを分解するのが肝臓です。内臓の中で最も大きい臓器です。肝臓の働きを、お酒を例に説明します。お酒を飲むと、胃や小腸でアルコールが吸収され、肝臓内でまずアセトアルデヒドに分解されます。アセトアルデヒドは毒性が強い物質ですが、酵素の働きでさらに酢酸に分解され、無毒化されます。酢酸は血液に乗って筋肉に運ばれ、最終的には炭酸ガスと水にまで分解されます。

このように肝臓は、自然に由来する食べものや飲みものを分解する能力にはすぐれています。

ところが化学薬品などの処理は苦手ですから、処理できず、肝臓組織がダメージを受けます。よく薬の副作用として肝臓障害があげられますが、これは化学薬品の成分が肝臓にダメージを与えている証拠とも言えます。

分解処理ができない化学薬品や化学製品の成分は、排出もむずかしいため、毒素となり体内に蓄積され、汚血となり、時間の経過とともに汚血の塊になります。

つまり化学薬品を体内に入れるというのは、それだけのリスクを引き受けることにもなるのです。

汚血の状態を見れば、化学薬品がわかる

針汚血吸引治療法で体外に出てきた汚血の形状、色合い、泡のような状態かどうかなどを肉眼で見ると、その患者の体の痛み、かゆみ、炎症の具合がわかります。

化学薬品を大きく分けると2種類になります。1つは、水性化学薬品でビタミンB群、ビタミンCなど腎臓から排泄しやすいもの。

もう1つは、油性化学薬品、親油性化学薬品で、ビタミンA、ビタミンD、ビタミンEなど腎臓から排泄しにくいものです。

ステロイド剤、抗アレルギー剤、かゆみ止めなどの親油性化学薬品は、体内の細胞に吸収されやすく、なかなか排泄しにくいため、親油性化学薬品を多く飲むと体内に残ります。

その体内に残った親油性の化学薬品は、小さい水疱となり皮膚から出てきます。唇

の周りや背中に水疱が出ることが多いのです。その状態を医師に診てもらうと、小水疱が散在して数が少ない場合はヘルペス、帯状に小水疱がたくさん出ると帯状疱疹と診断されます。そうすると化学薬品が処方され、人工物を体内に入れることになり、悪循環が始まります。

化学薬品かプラスチック製剤、ポリプロピレンプラスチック製剤などが体内にあると、皮膚の表面、とくに指間に小水疱や膿《うみ》として出てきます。これらは化学薬品やプラスチック製剤の副作用です。体に出た症状で化学薬品が影響した症状かどうかがわかります。

針汚血吸引治療法を行うと、泡状のものと、白い泡状のものとに分かれます。泡状のものは化学薬品で、白い泡状のものはプラスチックによるものです。汚血の中に泡状のものがなくなれば、症状は改善されるはずです。

前に私が鼠径ヘルニアの手術をして苦しんだことを書きました。そのとき針汚血吸引治療法で、汚血を吸引すると白い泡状のものが出てきました。ポリプロピレンのメッシュです。プラスチックが体内にあるから、白い泡状のものが出てきたのです。

私は汚血を取り続けました。10年ぐらいして、やっとなくなりました。人工物が体内に入ると、このようになります。クリニックでは、同じ症状の患者には、このときの写真を見てもらいます。

人工物が体内に与える悪影響を自ら体験して、病気を治すはずの手術が、どれだけ苦しい思いをもたらし、新たな病変を生むかがわかりました。私はこの体験からも、汚血を体外に出すことがいかに大切か確信しました。

汚血の元は体内にできるだけ入れない

食べ過ぎや体によくない食材を食べると、腐敗したたんぱく質と腐敗した脂肪になります。適量で、新鮮なものを食べることが重要です。

昔とは違い現代は、野菜栽培に殺虫剤などの農薬や化学肥料などが使われるケースが多くあります。化学肥料を過剰に与えると、作物の中で消費しなかった場合、作物中に残留します。例えば、その物質が硝酸態窒素であれば、肉などのたんぱく質と食べ合わせると、ニトロソアミンという発がん物質を生成することがわかっています。

牛や豚、鶏、養殖の魚の餌には、栄養剤やホルモン剤、場合によっては抗生剤が含まれています。ここからもわかるように、私たちは食事を通して異物を体内に取り入れることになります。

また、現代は加工食品や冷凍食品が出回り、調理の手間がはぶけて便利になりました。忙しいときや疲れているときに利用している人は多いと思います。これらの多くには、食品添加物や化学調味料、防腐剤などの自然界にないものが使われていますから、食べることで異物を体内に入れることになります。

高カロリーの食べものを食べ過ぎることによって、皮膚に湿疹ができ、かゆくなります。

水道水も塩素で消毒されています。空気にも排気ガスをはじめ、ＰＭ２・５などのさまざまな汚染物質が含まれています。

有機肥料で作られた野菜や、有機飼料で育てられた肉類、天然の魚介類を食べるように気をつけるのも大切です。

病の原因になるものはすべて口から入ります。これらの異物は徐々に体内で蓄積され、汚血となり、堆積していき、時間をかけて、筋肉にも、骨にも、内臓にも溜まります。

汚血の原因になるものは体内にできるだけ入れないように気をつけたいものです。

ストレスは体に悪影響を与え、汚血の元に

ストレスが体に悪いのは多くの人が認識しています。生きていると、仕事や人間関係、将来の不安など、何かとストレスの要因があります。

寿命が延びて、人生100年時代と言われる今、将来の生活や生活費、健康などの心配事がたくさんあります。考えても仕方ない、やれることをやると開き直っても、心配せずにはいられない人も多いでしょう。

また、働き盛りの人は、仕事量が多く、時間に追われて、疲れています。東京など都会では、通勤時間が長くかかり、満員電車で立ったまま目的地まで行く場合もあり、さらに疲労が増します。

ストレスを抱えたままでいると、慢性的に交感神経が働くので、緊張状態が続きます。そのため免疫機能が低下します。また、神経伝達物質にも異常が起きて脳にダメ

ージを与えることがあります。

みなさんご存じだと思いますが、自律神経には交感神経と副交感神経があります。交感神経は興奮したときや不安を感じたとき、緊張したときに活発に働くのです。副交感神経はリラックスしたときや、落ち着いていて心が穏やかなときに活発になります。

ストレスを感じると交感神経が活発になり、脳の下垂体からの指令に基づき副腎髄質からアドレナリンなどのホルモンが分泌されます。ストレスが過剰にかかると、副腎皮質ホルモンが分泌されて、一時的に免疫機能が下がり、ストレスがかからなくなると正常な状態に戻ります。

強いストレスが長い間かかった状態になると、常に交感神経が活発に働くので、白血球やリンパ球などの免疫機能は低下したままになります。その状態でウイルスや細菌が体内に入ると病気になりやすくなってしまいます。ストレスがかかり過ぎると、下痢や便秘、胃潰瘍などになる場合もあることは、みなさんご存じでしょう。

アトピー性皮膚炎、膠原病などの自己免疫疾患、がん、糖尿病などは、ストレスが関係していると言われています。

疲れていると、肩コリ、頭痛、腰痛、湿疹や発疹などが生じ、体調が悪くなり、気分もすぐれず、イライラしたり、怒ったりすることが多くなって、さらにストレスとなります。しだいに情緒不安定やうつ傾向になっていき、やる気が起きなかったり、また不安感におそわれたりします。こうなると仕事でもプライベートでもいいことはありません。

がんの場合を例に考えてみましょう。ストレスを抱えてしまい、抵抗力が低下して体が衰えてくると、がん細胞は勢力を拡大しようとします。

がんと告知されて、落ち込んでストレスを抱えてしまうと、心が乱れ、睡眠不足になり、疲れが溜まり、内臓機能も落ちていきます。そうなると食欲がなくなりますから、体が必要としている栄養素が体内に入らず、栄養が各所に届きません。そのため臓器の機能が低下し、新陳代謝がうまくいかなくなって、体内に汚血が溜まっていきます。がんだとわかってパニック状態に陥り、心配と不安でがんが進行した人、死期を早めた人もいます。

気持ちを落ち着けて、冷静になることが重要です。

稳やかな気持ちが健康につながる

「病気」は文字が示すとおり、心のもちように大きく左右されます。「病は気から」と言われてきました。

ストレスや疲労は、自分の生活を見直すことや心のもちようで、かなり改善できます。自分の体力を過信せず、疲れたらすぐに休養をとる、気分転換をするなど、心身の負担を減らさないとツケが回ってきます。

嫌なことがあっても、悲観的にならず、視点を変えて前向きに明るく受け止める習慣を身につけて、ストレスを溜めないこと。心配や不安、恐怖などマイナスの感情は解放して、穏やかな気持ちで生活することが大切です。その後の健康状態にかかわってきますから、感情に左右されず、気持ちを落ち着けたいものです。

ストレスを発散させ、解消するのも1つの方法です。お酒を飲む、好きなものを食べるなど、ストレスを解消しようとして、度が過ぎる人がいます。そうなると、汚血を溜めることになり、体を壊します。度が過ぎないように心がけること。何でも「過ぎる」はよくありません。

人間には自浄作用がある

人間には毒を排泄し、毒が溜まり過ぎないように体がバランスをとる自浄作用が備わっています。

しかし、そのバランスが崩れると、体内に毒が溜まってしまいます。そして、一定量を超えると体に異常が出るのです。かゆみや発疹や湿疹などの症状は、一定量溜まっているサインであり、毒を出そうとしている作用でもあります。

自浄作用が正常に機能しなくなるまで老廃物が溜まると病変となります。体内に溜まった老廃物が排出されず、蓄積されることが、病気の原因ですから、自浄作用が正常に働く体を維持しなければ、健康にはなれません。

ウイルスも複製して累積して汚血となる

100年前は、病気のほとんどは環境衛生の不備によるものでした。世の中は病原菌、細菌だらけで、当時は殺菌剤や抗生物質が効きました。そのため、薬が有効だと言われました。

その後、社会環境や衛生面のインフラ整備が進み、バクテリア、病原菌、害虫などが減った代わりに、食品には防腐剤や添加物が使われるようになります。人工物や酸化したたんぱく質が毒素に変わり、汚血となって、体内に蓄積する要因が増えてきました。それらが体内に長期に存在すると蓄積され、体内で毒血の渋滞が起きます。

その渋滞による圧迫でウイルスは増生、増殖し、過剰に蓄積されます。

ウイルスの語源は、毒液、または粘液を意味するラテン語〝ｖｉｒｕｓ〟にあります。ウイルスの構造は、核酸（ＤＮＡやＲＮＡ）をたんぱく質で包んだ単純なものです。単純な構造なので自ら複製やエネルギー生産、代謝活動はできません。

ただし、ウイルスは遺伝物質の核酸をもっているため、ほかの生物の生きた細胞内に侵入すると受動的に自己の複製を作ることが可能です。大きさは極小で、電子顕微鏡でしか観察できません。その複製により、ウイルスが増え過ぎると体に詰まって動きが鈍くなります。血管外にある結合組織が硬くなり、リンパの流れが渋滞して神経と血管が圧迫されてしまいます。

圧迫されると、体に痛みとかゆみが起こります。そして、汚血によってウイルスが増殖した結果、発熱します。

内臓組織が圧迫され、ウイルスがあちこちに充満し、肺部に痰が溜まります。頭痛もあります。頭の空洞にウイルスが充満すると、鼻水やくしゃみで痰を排泄しようとします。喉にウイルスが充満すると、扁桃が痛みはじめ、発熱となります。

胃の周りの結合組織にウイルスが充満すると、胃酸が逆流し、胃の動きが鈍くなります。時間の経過とともに、胃がん、胃のしこりになることがあります。

すい臓、肝臓、胆のう、十二指腸、胆管も肥厚し、長期になると異変し、初期のがんにもなります。

同じようにして大腸がんも発症します。ほかの臓器でも同じことが言えます。そのほか手や脚が汚血で渋滞すると、こわばりや関節の炎症を起こし、痛みが出てきます。関節症にもつながります。

口内炎、食道炎、胃潰瘍、十二指腸潰瘍、大腸炎なども、体内の汚血が詰まり、渋滞することで起きます。

この毒血である汚血が渋滞することにより、あらゆる病気が発生します。生活習慣病、臓器肥大・肥厚で、いろいろな病態が発生するのです。

血液ドロドロは体内が汚い証

コレステロール値が高くて、血液がドロドロになり、動脈硬化が進むことを気にしている人がたくさんいます。動脈にコレステロールが沈着して、血管内をぶ厚くするため、血管をふさぎ、動脈硬化が進むと思っていませんか。また、心疾患や脳血管疾患の脳梗塞や脳出血も血液がドロドロであることが原因だと思っていませんか。

そのために血液がサラサラになる化学薬品を飲むと、人工物である異物を体内に溜めることになります。

発症の原因は、汚血の蓄積です。血管内がきれいで、正常に血液が全身に行きわたっている体に戻さなければいけません。

汚血が溜まってしまったら取る。まだたいして溜まっていない若者は、その状態を維持することです。

若々しくいるために

誰でも歳をとりますが、体の若々しさは年齢とともに個体差が大きくなっていきます。老化も汚血によって加速します。だから化学薬品や食べものなどから汚血の原因になるものを体内に入れないようにしなければいけません。

年齢を重ねることで起きた耳鳴りや難聴は、認知症の前兆の場合があります。加齢による症状は、汚血が溜まった結果です。

若い人やまだ高齢者とは言えない人たちなのに、無力感と倦怠感を強く覚えている人たちがいます。その原因は汚血の溜まり過ぎです。汚血が溜まり過ぎると体も心も重くなります。汚血を取り除けば、老化の速度は落ちるのです。

若い人も高齢者も体内の汚血が少なければ少ないほど、肌も五臓六腑もよい状態が保てます。

人間の体の細胞にはミトコンドリアという小器官があります。酸素を使って、生命活動に必要なエネルギーを作ります。それによって食べものを消化したり、運動したりできます。発電所のような役目です。

細胞が生きていくためにはエネルギーが必要です。そのエネルギーで血液を作り、血液が酸素と栄養素を運び、老廃物を回収します。だから、ミトコンドリアはとても重要な役割を担っています。

腎臓を例に説明します。腎臓は血液中から体に必要なものと不必要なものとを分けるろ過装置ですから、ミトコンドリアが弱れば、老廃物である汚血を体内に戻すことになります。こうして汚血が増えると、体に異変が起きてきます。

ミトコンドリアを増やすためには空腹時間を作ることです。空腹時間を作ると体はエネルギーが足りないと感じてミトコンドリアを増やします。1日に12時間から16時間の空腹時間があるのが理想的です。夕食から朝食までの時間を十分にあければ、体は活性化します。長寿遺伝子が活発に働くと言われていますから。おいしく食べて、元気に動き、楽しく生きるためには、ミトコンドリアに頑張ってもらうことです。

生活習慣病に薬が効かない理由

食習慣、運動習慣、休養の取り方、嗜好などの生活習慣がその発症や病態の進行に大きく関与する病気が、心筋梗塞、脳梗塞、肥満症などの生活習慣病です。

3高や5高と言ったりします。3高とは、尿酸値、血糖値、血圧が高いということ。5高とは、3高に加えて、血中の中性脂肪、コレステロール値が高いということです。

高血圧や糖尿病だけでなく、がんも生活習慣病の一種です。

1970年代、生活習慣病が多かったアメリカでは、食生活を改善して、野菜、果物、未精白の穀物、鶏肉、魚、植物油の摂取を増やし、肉、牛乳、バター、砂糖、塩、脂肪の多い食物の摂取を減らすと、心筋梗塞やがんによる死亡数が減少しました。

十分な休養をとる、栄養素をまんべんなく摂る、適度な運動をする、禁煙に努める、暴飲暴食をしないといった生活が習慣になると、がんなどの病気の予防にもなることがわかっています。

化学薬品や健康食品を摂取して、血圧、血糖値、尿酸値を下げるのは対症療法ですから、一時的に改善するだけで、根本を治してはいません。人間は栄養を摂ることで生きています。その源である食生活を見直すと、体が変わっていきます。

適度な運動も必要です。毎日の散歩で、血糖値が落ち着いたり、血圧が下がったりした人はたくさんいます。

自らの生活を省みて、改善すれば、体は変わります。自分の体は自分で作る、自分の体は自分で治すのです。

第4章

どの病気も汚血を取ると改善する

がん

がんは悪性腫瘍とも呼ばれます。腫瘍は細胞の塊のことです。正常な細胞は体の状態に応じて、増えたり、増えることをやめたりします。

しかし、何らかの原因で遺伝子に傷がついた異常な細胞が、体の中に細胞の塊を作ることがあります。遺伝子のコピーミスでもあります。異常な細胞が基底膜を越えて周りに広がったり、または血管などに入り込んで全身に転移したりします。これを浸潤といいます。

日本人を対象とした研究では、喫煙（受動喫煙を含む）、過度の飲酒、塩分の摂り過ぎ、野菜や果物の摂取が少ないなどの食生活、太り過ぎ、痩せ過ぎ、運動不足、睡眠不足、ウイルスや細菌への感染が、がんの要因になるとされています。

がんが発生して、がん細胞が増殖し、症状が出るまでには、10年から20年かかっている場合が多く見られます。ですから、がんも一種の慢性病です。

逆に言うと、「がんはすぐには死なない病気」です。生活習慣病と同じような慢性疾患ですから、怖がることはありません。怖いのはむしろ、患者さんの心の状態です。がんと診断されると、たいていの人はショックを受けます。当然です。今後の病状を心配し過ぎて眠れなくなります。熟睡できず、睡眠不足になれば、食欲も落ちて体は衰弱していきます。またほかの臓器にも支障が出ます。

蔡式三大治療法でゆっくり糸を1本ずつ取るように、汚血を取って治療することが大切です。

イライラして精神的に不安定になれば、さらに体はバランスを崩します。仕事が過重だったり、家庭の問題を抱えたりしていれば、ストレスが影響してがんは進行します。悪循環の始まりです。まずは自分自身の心を整えて、ゆっくり闘い方を考えましょう。

慢性病は長期間、または生涯、薬を飲み続けることになります。そうなると体内に異物が溜まり続け、汚血となり、悪循環に陥ります。

休養を十分にとらずに無理を重ね、心身ともにストレスがかかれば、自律神経のバランスが崩れ、さらに体力は落ちていきます。短期的なストレスならば、体は対応しますが、長期になれば、慢性的に交感神経が働くため緊張状態が続きます。それによって、しだいにがんは進行していきます。

できたばかりのがんは脆弱ですから、休養して熟睡し、栄養素をまんべんなく摂って、運動もしていれば消えていきます。

初期であれば、がん細胞は手術をして取り除けば、ある程度は治るでしょう。しかし、がん因子は、体内のすみずみまですべての臓器に入り込んでいます。がん因子は細胞を突然変異させてしまう毒素で、たちの悪い分泌物です。これが再発や転移にかかわっています。

がん細胞の切除手術を行っても、取り切れない場合や転移があると抗がん剤や放射線の治療を行うのが西洋医学の現状です。

抗がん剤の代表的なものは細胞分裂を止める薬です。つまり、がんの遺伝子を傷つけて、アポトーシス（細胞の自死）を誘導させ、がん細胞が増えるのを抑えるものがあります。細胞分裂が止められると、がん細胞はそれ以上増えることができません。分裂が阻害され、やがて消えていくという仕組みです。がん細胞は分裂が速いので、抗がん剤は細胞が増えるのを止める上では効果があるでしょう。

しかし問題は、抗がん剤はがん細胞と正常細胞を区別できないということです。がん細胞だけではなく、体内のすべての細胞、つまり正常細胞の分裂も阻害してしまい、副作用で苦しむことになります。そうなると、ますます体力は低下していき、がんと闘えなくなっていきます。

最初に使った抗がん剤に効果がみられなくなると、別の抗がん剤を使います。こうして次から次に抗がん剤が替えられ、患者は何種類もの抗がん剤を体内に入れ、健康な細胞も壊していき、体はどんどん衰弱していきます。

がんがステージⅣになると、体力はかなり衰えます。この段階で手術をするとさらに体力が落ちます。体力が落ちた状態で抗がん剤を使い、放射線を当てれば、体力は一気に落ちます。その後、がんはあちこちに転移します。そして下肢のむくみが出て、腹水、胸水が溜まってくると、大変厳しい状態になります。治りたくて抗がん剤を投与しているのに、苦しい状態になるでしょう。

抗がん剤も放射線も、がん細胞の増殖を抑制し、縮小させる効果があるとわかっています。しかし、同時に副作用もあります。抗がん剤は副作用が大きく、使い方を間違えると寿命を縮めることになりかねません。

現在、西洋医学では、抗がん剤、放射線治療、外科手術、新免疫細胞療法、CAR－T細胞療法が行われていますが、どれも化学薬品を基礎としています。化学物質が骨や骨髄に入ると強い痛みが出ます。骨に出た痛みはなかなか取れません。さらに化学薬品は汚血となって、体に悪影響を及ぼしていきます。

私は、初期から末期までの数多くのがん患者の治療をしてきました。抗がん剤治療や放射線治療を受けている人は、副作用によって体力や免疫力が低下し、がん以外にもいろいろな障害を起こしている場合が多くありました。その結果、残念ですが延命率が下がったと判断せざるをえませんでした。

人間の体にはすぐれた自然治癒力が備わっています。それを最大限に高めるのが大切です。そのためには過労状態を避け、充分に休養をとることです。生活習慣や食生活を改善すると症状は改善されます。

乳がんは、チーズを食べ過ぎることが一番の原因です。チーズ、バターを食べないほうがよいでしょう。いったん乳がんが発現しても、手術で病変を切るだけで、リンパ節は切らないこと、抗がん剤の治療をしないことです。どの病気にも言えますが、食生活と熟睡することはとても大事です。

あらゆる病気の原因は汚血ですから、元を取り除くこと。体をよい状態に保ち、病変を発現させないためには、全身状態をよくしておくことが必要です。

心臓の病気と肺の病気は関連している

私たちは毎日、食事をすることで栄養を取り入れ、血を活性化させて生きています。心臓はきれいな血液を全身へ送り、汚い血液を回収して肺に送ります。

心臓の症状でよくあるのは、動きが乱れている不整脈と動悸、息切れです。それらの原因は体力が落ちている、肥満や運動不足で心肺機能が落ちている、ストレスや過労で脈拍や呼吸をつかさどる自律神経が乱れているなどが考えられます。女性は貧血や更年期症状で動悸や息切れが起きる場合もあります。

心臓は常に動いていますから、心臓の血管と心臓自体の病変はないと言っても過言ではありません。心臓の動きがじゃまされている場合が多いのです。

私の長年の臨床治験では、心臓の動きの乱れは、心臓本体ではなく、心臓を支えている周りの肋骨や骨の結合組織に病変があることによって、心臓を支えられなくなることが原因だとわかってきました。

心臓を支える力が乱れているために、不整脈、胸痛、肋骨痛が出てきます。この胸痛や、肋骨と胸廓の間の筋肉の病変から、心臓のいろいろな症状が発生します。

また心臓の不具合は、私の経験では肺が関係している人が多く見られました。

肺の疾患は酸化した肉や魚の料理を食べ過ぎて、気管支に脂肪毒素が溜まることによって発生します。気管支炎、咽喉炎、咽喉痛、咳、鼻づまり、鼻水、発熱、頭痛などになる可能性があります。

これらは飛沫や接触では感染しません。悪い食材を摂り過ぎることに注意が必要です。取り過ぎて汚血となり、体内に溜まっているのです。

坂道を登ると息切れがする場合は、慢性閉塞性肺疾患（ＣＯＰＤ）や間質性肺炎などが疑われます。慢性閉塞性肺疾患の一番の原因は喫煙です。たばこの毒が気管支や肺に溜まることによって気管支が炎症を起こし、肺胞の細胞が破壊されてしまうのです。

間質性肺炎は肺に溜まった毒素が細胞にとりつき、本来あるべき姿から変質させていると考えられます。血液の中に含まれる毒素が肺に到達して溜まることもあるし、呼吸から直接、肺に毒素が入る場合も考えられます。間質性肺炎は西洋医学では原因はわかっていません。

咳が長引いている、肺炎がなかなかよくならないとよく聞きます。マイコプラズマ肺炎、百日咳などの呼吸器の病は、すべて経口感染です。急性肺炎、慢性肺炎、コロナウイルス、そのほかのウイルスなど、すべて口から入ります。

前にも書きましたが、空気には排気ガス、ＰＭ２・５などのさまざまな汚染物質が含まれています。

新築の住居やオフィスで呼吸器疾患に襲われるシックハウス症候群、同じような症状が起きるシックカー症候群もあります。

ビル内などのじゅうたんには浄化剤、殺虫剤、害虫防止剤などが含まれています。私たちは、日々、呼吸とともに、毒を体内に入れていることになります。

呼吸から体内に取り込まれた毒素が、長期間、肺の中に堆積すると、正常な細胞を壊していきます。その極端な例がアスベストです。肺の中に溜まったアスベストが肺線維症や悪性中皮腫を引き起こすと問題になりました。

体内に入った毒素の一部は肺胞の血管を通じて血液に溶け込み、汚血の原因となります。

心臓と肺は脊柱《せきちゅう》と肋骨、胸骨からなる胸郭で保護されています。胸郭に汚血が充満すると、心臓と肺部を圧迫するため、心臓の動悸と肺の息切れが発生することも覚えておいていただきたいです。

西洋医学の医師は心臓本体の病変と考えて、心臓内部の弁膜、血管、血栓をその原因とし、カテーテルやバイパスなどの治療をしますが、私は汚血を取り除く、三大治療法を行います。

認知症

人生100年時代と言われ、高齢者の数が増加し、認知症を患う人が増えています。

体全体が加齢とともに老化しますが、多くは五臓六腑が老化し、次に脳の神経細胞が老化していきます。加齢による衰えは誰にでもやってきます。

アルツハイマー型認知症を発症させる原因は、アミロイドβというたんぱく質と言われています。アミロイドβは「脳に溜まったゴミ」という言い方もされます。

アミロイドβが25年くらいかけて徐々に脳に溜まって、脳の細胞が変性して死滅していくと考えられています。その結果、脳が委縮して機能が低下していきます。

老化によってたんぱく質の分解や排出がうまくいかなくなると、脳にアミロイドβが溜まり始めるとも言われています。

つまり認知症は汚血が脳に蓄積した状態です。汚血が溜まって塊となって大きくなると、大脳の前頭葉の神経細胞が正常に働かなくなります。認知症だけではなく、脳梗塞にもなる可能性が出てきます。

認知症を防ぐ、発症を遅らせるためには、生活習慣を変えて、異物を体内に入れないことです。そして、溜まってしまった汚血を体外に出すことです。

蔡式点灸治療法と蔡式針汚血吸引治療法で改善します。

脳梗塞、脳出血

脳の血管が汚血で渋滞すると脳梗塞や脳出血の原因にもなります。

脳梗塞は血管が老廃物と脂質で詰まって起きます。血管が詰まると、その先に血液が行かなくなり、酸素や栄養が届かなくなって壊死してしまいます。

脳出血は脳の血管の破裂で起こります。破裂の理由は血圧が高いこと、お酒の飲み過ぎなど生活習慣によるところが大きいと考えられます。

また、脳出血は血圧を低下させる血管拡張剤を飲んでいる人に起こりやすいという特徴もあります。血管拡張剤を服用し、心労も多く、休養を取らずにいると、脳内出血になる可能性が高まります。

脳疾患のリスクを減らすため、血圧を下げる目的で血管拡張剤を服用しているのに、結果的に脳出血が起きるのでは、元も子もありません。

高齢化に伴い、動脈硬化性疾患と診断される人が増え、抗血栓薬を飲む人も増えています。抗血栓薬を飲むと、血液の塊ができにくくなるので、脳血栓になりにくいのですが、副作用として、出血しやすくなります。

このように薬に頼る生活を続けていると、脳梗塞や脳出血を防ぐどころか、かえって危険性が増す場合があります。薬にはよい加減に調整する柔軟性はなく、一方向の効果のみです。

薬に頼るより、汚血を溜めないように生活習慣を変え、どうしても溜まる汚血は取り除けばよいのです。

糖尿病、高コレステロール血症

糖尿病と高コレステロール血症は、おいしい食事をとり過ぎたからです。病院で診てもらうと、化学薬品が処方され、ずっと飲むことになります。

糖尿病は、血液中に含まれるブドウ糖、つまり血糖値が慢性的に高くなる病気です。糖尿病の患者は急速に増加しています。

人は食事をすると血糖値が上がり、それが感知されるとすい臓からインスリンが分泌されて、ブドウ糖からグリコーゲンが合成され、肝臓や筋肉に蓄えられ、脂肪組織では脂肪として、蓄えられる仕組みが作動します。これが正常に働いていると、私たちの血糖値は飲食をしても一定に保たれます。

糖尿病はインスリンの分泌量が減少したり、インスリンの働きが弱くなったりするので、血糖値が高い状態が続きます。これが長期間に及ぶと全身の血管に障害が起きます。

発症すると糖尿病は治癒することはなく、血糖値が高い状態が続けば、血液中に多量にあるブドウ糖が血管を傷つけることがわかっています。そのままにしていると、目、腎臓、神経などに十分な血液が流れにくくなります。そのため、網膜剥離などの網膜症、腎不全、手や足の壊疽《えそ》が発生する末梢神経障害などを引き起こすことになります。

末期には失明したり、透析治療が必要となったり、脳卒中、虚血性心疾患などの心血管疾患になる可能性もあります。そうなると日常生活の質が落ちてしまいます。

私のクリニックの研究では、症状の悪化は、長期間、糖尿病の薬を飲むことによって起きる薬害ではないかという見解に達しました。

糖尿病は口から糖分の多い食べものや飲みものが体内に入った証です。だから糖尿病は生活習慣病と言われています。おいしい食事を半年やめると、体の状態は変わります。食事の内容を改善すると効果が見られます。また摂取カロリーに気をつけるなど、自分でできる改善法をやっていくと、徐々によい状態になります。

コレステロール値が高いと血液がドロドロになって動脈にコレステロールが沈着し、血管内でぶ厚くなっていき、血管を塞いでしまうため、動脈硬化が進むと思っている人が多いようです。

しかし、今、世界的にコレステロールが動脈硬化を起こすという説が見直されています。アメリカでは動脈硬化は血管の炎症で起きるという認識になってきました。血管が汚血で圧迫されるために正常に血液を流せなくなり、血液中にも汚血が混じるから、炎症が起きると私は考えます。

糖尿病も高コレステロール血症にも点灸治療法、針汚血吸引治療法、針灸治療法を組み合わせて10回程度、治療すると改善がみられるでしょう。

睡眠時無呼吸症候群

睡眠時無呼吸症候群は夜、睡眠中に、ときどき息が10秒ぐらい止まる病気です。呼吸が浅くなる場合もあり、体の低酸素状態が発生します。これは肺と気管支の病変によるものではありません。空気の通り道である上気道が狭くなって無呼吸状態と大きないびきを繰り返す病気です。

睡眠中の無呼吸やいびきで、よく目が覚める、朝、起きたときに頭痛や体のだるさを感じる、日中に眠くなるといった症状が特徴的です。また、睡眠中に体内の酸素量が不足しがちになることもあり、全身のさまざまな部位に負担をかけ、心筋梗塞や脳卒中などの命にかかわる合併症を引き起こしやすくなることもわかっています。

この睡眠時無呼吸症候群の原因は、肺の周辺の胸骨を囲む肋骨の胸廓間の筋肉の疲れと汚血の溜まり過ぎによるものです。背中側の左右の肋骨の結合組織にも汚血がたくさん溜まって、呼吸をじゃましています。

気管支拡張剤などの薬を飲むと、一時的に症状が治まるので、治ったと思う人もいますが、あくまで対症療法です。根本の原因である汚血を取り除かなければ、病態はそのままです。

睡眠時無呼吸症候群は、前胸部と脊椎、背中側の肋骨に点灸治療を5回ぐらいすれば改善します。

点灸に加えて汚血を吸引して体外に出す、針汚血吸引治療法を併せて行えば、さらに効果的です。

坐骨神経痛、股関節痛

坐骨神経痛は、坐骨神経という腰の辺りから足に伸びる神経があり、その神経に沿ってお尻から脚の後面や外側にかけて出る痛みです。坐骨神経が刺激されると痛みやしびれが生じます。原因として、腰椎椎間板《ようついついかんばん》ヘルニアや腰部脊柱管狭窄症《ようぶせきちゅうかんきょうさくしょう》などがあげられます。私はこれらも汚血が原因だと考えています。

股関節痛は、大腿骨の骨頭と骨盤が連結しているところに炎症が起き、痛みが出ます。巨大な骨盤と大腿骨の間は、筋肉と骨の筋も太いため、このあたりに痛みが出ると、なかなか治りません。

鎮痛剤を飲んでも対症療法ですから、一時的に痛みを緩和するだけです。外科手術をしても、痛みが取れない場合もあります。

徐々に悪くなって、人工関節に取り換える手術をすることになります。苦痛が多く、寝たきりになる人も多くいます。

私は点灸治療法、針汚血吸引治療法、針灸治療法のいずれか2つを組み合わせて15回ぐらいの治療を行います。

逆流性食道炎、胃もたれ

逆流性食道炎は、胃酸を含む胃の内容物が逆流することで食道に炎症が起きる病気です。食道に炎症が生じると、胸やけや食後の胸痛などの症状があらわれます。

胃がもたれる、胃が重苦しい、逆流性食道炎などは、主に五臓六腑の心窩部《しんかぶ》両側の肋骨の上下に汚血、毒血が溜まり過ぎて、胃、肝臓、胆のう、すい臓のいずれも、身動きがとれないことが原因だと考えられます。汚血の蓄積が体に悪影響をおよぼしています。そうなると、心窩部がもたれて重苦しくなります。

胃もたれは、食べ過ぎや飲み過ぎ、消化の悪いものを食べたときに起こります。ストレスや胃の機能低下、胃をコントロールする自律神経の乱れなどが原因の場合があります。

現代の西洋医学は、消化器系の症状があると臓器の内部を内視鏡で見ます。臓器の外に汚血、毒血が溜まり過ぎることによる病変なのに、外側に原因があるとは考えていません。体内に累積している汚血を取り除けばいいのです。私は三大治療法のいずれかを組み合わせて、5回の治療を目安に治療しています。

皮膚に出やすい体の要注意信号

睡眠不足が続く、疲労が蓄積する、不規則な生活、ストレスが溜まるなどがあると吹き出物ができたり、肌が荒れたり、皮膚の異常を感じる人が多くいます。胃の調子が悪くなるなど、内臓の不具合も皮膚にあらわれやすいです。

防腐剤や化学調味料、食品添加物、車の排気ガスなどが、子どもの頃から徐々に体内に入って蓄積されていくと、それら異物や老廃物は汚血となります。そして異物を体外に出そうとして、皮膚に症状が出る場合があります。

肌が乾燥してかゆくなるドライスキンは、皮膚に分布する皮脂腺からの皮脂の分泌が衰えるため起こります。加齢によって生じることが多いようです。

季節の変わり目に蕁麻疹を繰り返している人は、体内に汚血が溜まっているというサインです。放置していると、内臓の病気を起こしたり、アトピー性皮膚炎や尋常性乾癬などの深刻な皮膚病になったりします。

皮膚に出た不調は、体が発している要注意信号です。生活習慣や健康状態を見直しなさいというサインです。

初期段階で治療すれば、早くに症状は改善されます。がまんして、そのままにしてしまうと、改善するのに長い時間がかかってしまいます。またかゆみや症状が広がって悪化していくとストレスになり、症状がさらに悪くなるという悪循環に陥ります。

体内に汚血がたくさん溜まると炎症が激化しやすくなります。

細菌が体内に入った場合は免疫機能が働きます。その機能が正常だと細菌を退治できますが、適切に働かない場合は退治できません。免疫機能が過剰に働き続けると、皮膚の下の組織が壊れて、かゆみや湿疹などの症状が悪化します。

軟膏を塗ったり、化学薬品を服用したりすると、いったん症状は落ち着きますが、細菌などの増殖が止められなくなります。ステロイド剤が深刻な影響を及ぼすことがあるからです。治したつもりが、新たな炎症を生んでいきます。

炎症が続くと肌の組織は壊れ続けます。肌は表面の角質層が再生と剥落を繰り返して、肌の健康を保持しています。その働きに支障が出ると、皮膚の症状は悪化します。皮膚病を慢性化させないためには、早くに汚血を体外に出すことです。悪化した場合もあきらめずに、時間がかかっても、汚血を体内から出すと改善していきます。

途方に暮れた患者が来院すると、私は写真を見ていただきます。治療前と治療後でどのように皮膚の状態が変わったのかがわかると、希望がもてるからです。症状がよくなった症例はたくさんあります。

アトピー性皮膚炎、アレルギー疾患

アトピー性皮膚炎は遺伝子変異などに伴う角層の異常に起因する皮膚の乾燥とバリア機能障害と言われています。

発症には、遺伝的なアトピー素因、アトピー体質が関係しているとも言われています。また免疫が関与する疾患で、生活環境やストレスなどが悪化因子となります。アトピー体質の人は、気管支喘息、花粉症などを発症する場合が少なくありません。

体内に入った異物を攻撃するリンパ球には、T細胞など何種類かあります。異物が体内に入ると、体内で抗体ができます。次に体内に同じ抗原が入ると抗体は結合して弱毒化されます。抗原抗体反応です。

アトピーの人は体内で抗体が過剰に作られてしまい、抗原と抗体が闘い、かゆみや湿疹という症状が出ます。抗原のことをアレルゲンと言い、アレルギー反応を起こす物質を意味します。アトピー性皮膚炎はアレルギー反応によって起こる病気だとされています。しかし、まだわからないことがたくさんあり、発症のメカニズムは解明されていません。

アレルギーは、外から体内に入った細菌やウイルスから体を守ったり、体内にできたがん細胞などを排除するために働いたりする免疫機能が、ホコリやダニ、食べものなどの特定の抗原に過剰に反応して起こります。

アレルギー疾患の中には、花粉症があります。スギ花粉などに対する抗体が体内にできますが、過剰な免疫反応で花粉症が発症します。抗原を取り除く、抗原を減らすことができれば、症状は起こりにくくなります。

アトピー性皮膚炎も皮膚で免疫反応を起こす原因を取り除けば治ります。

アレルギーを引き起こすアレルゲンには、たんぱく質、金属やプラスチック、また化学薬品など主に石油を原料とする人工物があります。化学繊維でできた洋服で、皮膚がかゆくなる人がいます。私たちは日常生活で、食品添加物や化学薬品などの異物を体内に取り入れてしまっています。

人工物を体外に出すのは困難で、しだいに毛細血管や細胞外液、骨などに溜まっていくため、それらに反応して、アトピー性皮膚炎は起こっていると私は考えます。

アトピー性皮膚炎の患者は、症状がよくならないので、長く病院に通う人が多く、病院を転々とするうちに西洋医学の治療に疑問をもち、病院を信用しなくなります。温泉に住み込んで治療する人もいました。温泉に入って、体を温めて汗をかき、老廃物を出すのです。

異物を体外に出せば、症状は改善していきます。また、できるだけ異物を体内に入れないように食生活を改善することで悪化を防げます。

蔡式針汚血吸引治療法で、体内の汚血を取り除くだけだと、症状が改善するのに2年から3年かかります。しかし、10年経つと再発します。そのときに軟膏や化学薬品を使うともっと悪くなります。

アトピー性皮膚炎の患者をできるだけ早く治すために、蔡式点灸治療法と針汚血吸引治療法を組み合わせて治療したところ、どの患者も早く症状が改善しました。

今、重症の一歩手前までの患者は、点灸治療法と針汚血吸引治療法で6ヵ月で治します。

アレルギー疾患も点灸治療を行うことで、汚血を溶かして体外に出していくので、早く改善します。

蕁麻疹《じんましん》、帯状疱疹《たいじょうほうしん》など皮膚の症状

蕁麻疹も帯状疱疹も症状は似ています。

蕁麻疹は皮膚の一部に膨疹《ぼうしん》と言われる少し膨らんだ発疹が出ます。食べものやストレスで発症するものもありますが、原因を特定できない場合も多いのです。数時間から数日で軽くなったり治ったりしますが、慢性蕁麻疹となることもあります。

ほかには、細菌、ウイルスなどによる感染症、抗生物質や造影剤や解熱鎮痛薬などの薬剤、汗、寒冷刺激、温熱刺激、日光などの刺激によってあらわれます。

帯状疱疹は皮膚の痛みから始まることが多く、赤くなったり、水疱ができたりします。全身に水疱のような発疹が広がることも、顔面神経麻痺や視力障害をきたすこともあります。

皮膚の状態が治まっても疼痛や感覚異常が、数ヵ月から数年という長期間続く場合もあります。

水痘や帯状疱疹ウイルスに感染して発症すると、ウイルスは生涯、体内の神経節に潜伏します。普段は何も症状はありませんが、ストレスがかかり、疲労し、免疫機能が低下すると、体内に潜んでいたウイルスが再び活性化し、帯状疱疹を発症します。

体に異物や化学薬品を入れ過ぎて体内に溜まると、体はそれらを排出しようとして皮膚にかゆみ、赤み、はれ、水ぶくれなどいろいろな炎症が出ます。

皮膚疾患も体内の汚血を取り除くことです。

内臓の病変と違い、症状を見ることができるので、汚血を取り除いていくと、改善していく過程がよくわかります。三大治療法での治療は、中軽症は6回前後、重症の場合は、1年ぐらいはかかるでしょう。お灸は骨から汚血を叩き出すので、点灸治療と針汚血吸引治療を組み合わせるとより早く改善するはずです。

にきび、おでき

悪い食材を食べ過ぎると、毒素が体に入ります。若いと体力がありますから、それらを体外に追い出すために顔に、にきびができたり、背中やお尻におできができたりします。にきびやおできは、空気感染や接触感染ではなく、汚血が原因です。だから抗生物質を飲んでも改善されません。汚血を取り除けばいいのです。

にきびは、高齢者には出ません。悪い食材を食べてもにきびが出ないのは、加齢によって排泄する体力が衰えているからです。にきびは、青年期など体力があるときに、毒血、汚血を排泄するために起きる症状です。

72歳の女性の患者の顔に点灸治療をしたところ、数日後に白いにきびができました。お灸によって汚血の塊が溶け出てきたのです。臨床治験では、10回以内でおできやにきびはきれいになりました。

しみ、しわ

しみが発生するのは、化粧品を使うからです。女性では就職した頃から毎日、化粧をする人が多いでしょう。最近はもっと若い頃から化粧をしている人もいるようです。また男性も化粧をする人がいます。長い間、化粧品を使い過ぎると、日本人の女性は60歳を超えるとしみが目立つようになります。濃い化粧がより肌に影響を及ぼすようです。

化学薬品を長期間にわたって服用したり、たくさんの種類の化学薬品を飲んだりした人はしみが多く出ているようで、とくにステロイド剤は影響が大きいようです。また、軟膏、ワセリン、保湿剤も、しみになる原因です。

色素が沈着してしまうと、しみよりもっと重症になります。

しわは老化現象です。しかし食事と生活習慣に注意すれば、ある程度は防げます。

お灸をすると、余分な脂肪が溶けてひきしまります。

私は顔にお灸を毎日することをお勧めします。さらに1ヵ月に1回か2回、顔の汚血を吸引すると、2ヵ月から3ヵ月で効果があります。

私の月2回のお灸教室でも顔にするお灸について教えています。点灸治療は自分で手軽にできるので、お灸をすることが習慣になるといいでしょう。

頸椎症、腰痛

頸椎症は、頸椎を通る神経が圧迫されて、さまざまな症状が起こるものです。長引くと、しびれや痛みがあらわれます。しびれと痛みが重なって出ることもあります。

腰痛は、腰からくる痛みや張りなどの症状です。腰の違和感、痛みを感じている人は多いでしょう。温泉療法やサウナ、適度な運動は助けになってもなかなか痛みは解消されないものです。

腰痛の原因は腰に汚血が溜まり過ぎたからです。溜まった汚血の塊が神経を圧迫するために痛みやしびれが出てきます。

30代から50代で腰痛を感じる人は全体のだいたい20パーセント。それ以降70代で65パーセントになります。日本での腰痛患者は約3500万人ですから、3人に1人ということになります。頸椎症も腰痛も汚血を取り除くと改善されます。

前立腺肥大症

前立腺肥大症は、男性の膀胱に隣接して尿道を取り巻いている前立腺が大きくなり、尿道を圧迫することで排尿に関係する症状が出ます。

男性ホルモンの働きが衰え始める30代から前立腺が大きくなり始め、加齢とともに大きくなります。

前立腺肥大症になると、ＰＳＡ（前立腺特異抗原）の検査をします。ＰＳＡとは前立腺で作られるたんぱく質分解酵素のことで、前立腺がんの腫瘍マーカーとして用いられています。がんや炎症で、前立腺組織が壊れると、ＰＳＡが血液中にもれ出し、血液中のＰＳＡ量が増加します。

前立腺がんが疑われる場合は、血液検査でＰＳＡ値を測定し、がんの可能性を調べます。血中ＰＳＡの値が高くなる場合は、前立腺がんにかぎらず、病気や傷がある可能性があります。

前立腺肥大症も汚血が関係しています。異物を体内に入れず、溜まった汚血を取り除くことが大事です。

頻尿・膀胱炎

人は、だいたい250ccから300ccの尿が膀胱に溜まると尿意を感じて排出したくなります。

頻尿の人は、膀胱に100ccぐらいの尿が溜まったら尿意を感じます。排尿すると60ccぐらいは出るかもしれませんが、少し残ります。だから残尿感があるのです。

頻尿は、腹圧が高く、膀胱を圧迫するから起きるのです。膀胱が圧迫されるため尿意を感じます。頻尿や膀胱炎を治すには、腹圧を下げることです。

お腹に150個のお灸をする点灸治療を3、4回行うと腹圧が下がります。腹圧が下がると正常な尿意になります。頻尿や膀胱炎にもお灸は有効です。

不妊症

不妊症の原因は過労、つまり忙し過ぎることだと思います。女性の場合、不規則な生活、偏った食事、睡眠不足、ストレス過多などで子宮や卵巣、卵管に汚血が蓄積していくと、卵管や子宮内部がデコボコになります。

卵胞ホルモン、黄体ホルモンでの治療法は、かえって子宮や卵巣、卵管が乱れてしまいます。

現代の日本の産婦人科での不妊治療で多いのは、女性から卵子を取り出して、男性の精子と受精させる方法です。これは複雑で、30回行って、1、2回が卵子と精子の受精に成功します。その受精卵を子宮に戻します。労多くして、功が少ないやり方です。費用も高額で、1000万円以上かかることもあります。

私は骨盤、子宮、卵管の内部と周囲の汚血を取り除く治療法を行います。私の臨床経験から、多くは4ヵ月以内に妊娠しています。費用は20万円ぐらいでしょう。

汚血は病気だけではなく妊娠にも関係しています。体内をきれいにすることが優先です。

子宮内膜症、生理痛

子宮内膜症は、子宮の内側を覆っている子宮内膜が、子宮の内腔以外の部位（卵巣や腹膜、子宮の壁の中など）に発生し、発育を続けます。若い女性に発症することが多いと言われています。

子宮内膜は本来、受精卵が着床する場所です。女性ホルモンの働きによって妊娠に向けて増殖、成熟していきますが、排卵後2週間ほど経っても着床がない場合は、子宮内膜が子宮の壁から剝がれ落ちて出血と共に体外へ排出されます。これが生理です。生理が終わると次の妊娠のチャンスに備えて子宮内膜の増殖が始まります。

約1ヵ月に1回起きる生理は、子宮内膜症で形成される異常な部位に生じた子宮内膜様組織にも影響を与えて、月経前後に出血があり、腹痛を引き起こします。

産婦人科で子宮、卵巣の病変を治すためにいくら化学薬品や卵胞ホルモン、黄体ホルモンの治療をしても改善しないと言って、患者が私のクリニックにやってきます。子宮筋腫、卵巣腫瘍も、化学薬品で治らなければ、外科で切ることになり、最後は子宮全摘出です。

産婦人科の医師は、子どもを産み終わった年齢ならば、子宮を取る手術をしたほうがよいと考えています。

子宮を摘出すれば、もう婦人科の病気はなくなります。がんの心配もありません。ほかの臓器の異変やがんとの関係はないと考えています。現代医療の考え方は、化学薬品を何年も投与して、最後は外科で手術をして切るというものです。

生理痛や子宮内膜症の発症の原因は、骨盤内の汚血の溜まり過ぎです。

私は子宮と卵巣に蓄積した汚血を点灸治療法で叩き出します。そして、針汚血吸引治療法できれいに掃除します。汚血を取ることで、婦人科の病変を治していきます。手術をしませんから、傷もできません。麻酔や抗生剤といった化学薬品も使いません。4回ぐらい汚血を取り除く治療をすると改善されるでしょう。

膝関節症、多発性関節炎、関節リウマチ

膝関節症、多発性関節炎、膠原病の1つである関節リウマチを発症している人は、骨に汚血が溜まりやすい傾向があります。

膠原病は自己免疫疾患です。免疫機能が過剰に働く素因をもっている人で、自分の組織の一部も異物とみなして攻撃します。

骨に汚血が溜まると骨から痛みが出ます。長年、食べてきたものからできた汚血が骨にたくさん溜まって痛み出します。

病院では、ステロイド剤や鎮痛剤などの化学薬品が処方されます。化学薬品は人工物ですから、人間の体にとっては異物です。その異物が体内にどんどん堆積していく、つまり汚血が増えていくので、長期間にわたって化学薬品を使うと、症状が悪化して、重症になります。これはどの病気の場合も同じことが言えます。

これらの汚血が溜まり続けると、今まで患っていた病気以外の病症が発生します。
こうして負の連鎖に陥っていきます。
汚血を取り除いて、体内の掃除をすることです。

不眠症

近年、不眠症の人が増えています。仕事のストレスや疲れ過ぎも影響しているでしょう。また、パソコンの前に座って、同じ姿勢を続け、画面のブルーライトを見続けるのも関係しているでしょう。

眠れないと翌日の仕事に支障が出るからと、病院やクリニックに行き、医者に睡眠導入剤や睡眠薬、安定剤を処方してもらい、飲んでいる人も多いようです。

薬を飲むと眠れますが、睡眠の質が悪くなります。長期間、これらの薬を服用すると、薬を飲まないと眠れなくなり、慣れてきて、しだいに効かなくなってしまいます。そうなると薬を飲んでも眠れなくなります。そして、薬の量を増やし、強い薬を使うようになっていきます。

何度も言いますが、化学薬品は石油から作られた人工物です。だから汚血となり、将来、脳神経に悪く作用することにもなりかねません。そうなるとさらに違う不調が加わります。

睡眠を十分にとることで体は回復します。生きていくうえで、よい睡眠はとても大事です。熟睡したときは、目覚めがよく、頭がすっきりしている経験をみなさんもっていると思います。だいたい人生の3分の1は寝ている時間になりますから、しっかり眠りたいものです。

健康ならば昼間に疲れると夜はすぐに眠れます。ただ疲れ過ぎると、かえって眠れなくなります。

大事なのは睡眠の質です。熟睡することです。しかも、毎日、熟睡することが健康につながります。

しかし、毎日、熟睡できているのは、だいたい55歳までの人が多いでしょう。70歳以上は、熟睡しているかどうかで健康状態が決まります。熟睡できたかどうかが命に関係します。日々の熟睡が大切です。

寝る前に10分間、点灸をするとよく眠れます。

耳、鼻、口、目などの病症

中耳炎、耳鳴り、難聴は、中耳、内耳に汚血が溜まり過ぎたから発症します。鼻の周囲に汚血が溜まり過ぎると、花粉症、鼻づまり、くしゃみ、鼻水、鼻の痛みが出ます。

舌炎、口腔炎、舌がん、口腔がん、扁桃腺炎、口内炎、歯肉炎なども汚血が蓄積し過ぎることによって発生する病変です。

これらに鎮痛剤、抗生物質という化学薬品を使っても一時的に症状を抑えることはあっても、その薬を体内に溜めていきます。

目の症状を抱える人は、年齢とともに多くなっています。スマートフォンやパソコンを使用する時間が長くなり、若い人でもドライアイなど目の異変を感じている人は増えています。

飛蚊症、視力低下、老眼、白内障、緑内障、目の痛みなどの目の症状も、目と目の奥に汚血が溜まり過ぎるために発生します。

これらの症状にもお灸をして汚血を溶かして、針汚血吸引治療法で汚血を体外に出す治療を私は行います。

歯周病、歯周痛

歯周とは、上歯槽と下歯槽のことです。痛みがあって、歯科で診てもらうと、鎮痛剤や抗生物質が処方されることが多いでしょう。

私はこれらの薬を飲むと、かえって歯槽に痛みが出ると考えています。

歯周病と歯周痛の治療では、抜歯のときに使用するXylocaine（キシロカイン）局所麻酔の濃度が高いと、または量を打ち過ぎると、1週間後に抜歯した部位と抜歯した左右の歯肉に痛みが出ることがあります。その症状を歯科医は、歯槽膿漏と考え、鎮痛剤と抗生剤を処方します。しかし、歯周痛が長期間続くことがあり、鎮痛剤や抗生剤を使っても落ち着きません。中には1年も2年も続く人がいます。これは局所麻酔が原因と考えられます。

私は、上下の歯槽の汚血が溜まっているところに点灸をすることと、針汚血吸引治療法とで、汚血を体外に出していきます。今までの治療の経験から、10回前後で改善すると考えています。

過度のスポーツは活性酸素を作る

スポーツによる筋肉痛は、筋肉の使い過ぎが原因です。汚血や細胞内分泌物が筋肉の中に蓄積すると、炎症が発生して、痛みも出ます。

過度の運動をしたときは、活性酸素が多く作られるので、その後のメンテナンスが大事です。

スポーツは体にいい、健康のためだと思ってやっても、それが過ぎると支障が出ます。適度な運動で体を整えるように心がけましょう。

アスリートは、運動が過度になります。だから、その後のケアはチームを組んで行っています。栄養士が食事を管理し、体を最もよい状態にするシステムができています。

一般の私たちは、散歩などの有酸素運動を心がけ、趣味のスポーツは適度に行うのがよいでしょう。

スポーツによる疲労もお灸で改善します。あんま、マッサージも有効です。湯船にゆっくり浸かって、体を温めるのもよいでしょう。

第5章

健康で長生きするために

休養と食事は健康の基本

痛みやかゆみ、倦怠感などを覚えることなく、どこにでも行き、何でもおいしく食べられ、よく眠れることを誰もが望んでいます。そのために大事なのが、体力、生命力です。これを強靭なものにするためには休養が必要です。十分な睡眠をとって、体を休めて回復させます。体力がつけば、食欲も増します。仕事や趣味に向かう意欲もわきます。そうすれば、病の予防にもなり、病も快復します。

私たちは生まれたときから毎日、口から栄養を摂って、体を作っていきます。栄養素をまんべんなく体内に取り入れると、体は正常に働きますが、偏った食事だと足りない栄養素が出てきます。健康でいるためには、バランスの取れた食事が大切です。

体力も気力も充実するのは、30歳ぐらいです。そこから50歳までがピークで、その後は、残念ながら加齢により体は衰えていきます。そこから健康状態に個人差が大きく出てきます。

60歳を超えると健康だった人でも体の不調が起きる人が増えてきます。一番の原因は、体の発電所の役割であるミトコンドリアが年齢とともに減り、エネルギーが少なくなるためです。歳を取るほど、体が衰えるのは当然のことで不可避です。

体調がすぐれないと思ったら、まずは休養を取ることが大事です。これは誰でもすぐにできます。

健康寿命を延ばすことが大事

今、人生100年時代と言われています。厚生労働省は、2024年、日本で100歳以上の高齢者は、9万5119人になったと発表しました。23年から2980人増えています。全体のうち女性が8万3958人で88・3パーセントを占め、男性は1万1161人。最高齢は116歳の女性です。平均寿命（2024年）は、男性81・09歳、女性87・14歳です。

100歳以上の高齢者の調査を始めた1963年は153人で、81年に1000人を超え、98年に1万人を超えています。54年連続で100歳以上の人は増えています。寿命が延びたと言っても、この中には寝たきりや病気のために長期間の入院生活を送っている人も含まれています。

大事なのは健康寿命です。自分のことは自分でする。やりたい仕事があればする。

趣味がある。自由に行動できる。人に会ったり、楽しんだりする気力がある。食欲があっておいしく食べられる。つまり自力で生活できる体をもつことです。

若い頃は体のことを省みず、睡眠不足や暴飲暴食、偏った食事、運動不足や不摂生をしがちです。しかし、ツケは年齢を重ねると出てきます。

元気でいるためには、自分の自然治癒力を高め、体を健康な状態に保つことです。人間に備わっている自然治癒力はたいしたものです。

健康な状態を維持するためには、自分で健康を手に入れることです。五臓六腑に異変がなく、ものをおいしく食べられるためには、自分でやるしかありません。医師に頼ると化学薬品が処方されるだけです。

病魔に勝つためには、自己健康管理、健身養生をして生きるのみです。

65歳からも元気でいるためには

体力、生命力、精神力が最高の時期は50歳ぐらいまでで、それを過ぎると、徐々に体は衰えていきます。衰えるのをできるだけ遅くするために重要なのは、自分の体力と生命力です。

体調に変化があっても、50代は疲れているからとか、無理をしたからと思い込み、やり過ごしてしまう人が多くいます。まだ体力があるのでなんとかなってしまいます。しかし65歳になればそうはいきません。

健康に長生きするため、日々の生活を楽しむためには以下のことを守っていただきたい。

・化学薬品を使用しない。
・安易に外科手術をしない。

・サプリメント、民間薬、健康食品、幹細胞注射、プラセンタ注射、ワクチン接種などをしない。
・3ヵ月以上冷凍した肉類、魚介類を食べない。
・1ヵ月以上冷凍した肉料理、魚料理など調理したものを食べない。
・輸入した食品を食べない（地産地消が理想）。
・人工合成食品を食べない。
・新鮮な食材を食べる（病は口から入るので、食べるものにはよくよく注意する）。
・自宅で点灸をする。
・汚血を体内から排泄する。

サプリメントは安易に飲まない

2024年に、コレステロール値を下げる小林製薬の「紅麹コレステヘルプ」を摂取した人の中に、腎臓の病気を発症し、死者や体調不良者が出ました。世の中に衝撃が走りました。みなさんの記憶に残っていると思います。

機能性表示食品とサプリメントとは違います。

サプリメントは栄養の足りないものを補う栄養補助食品ですが、「紅麹コレステヘルプ」は機能性表示食品です。「ＬＤＬ（悪玉）コレステロールを下げる」と書いてありました。

動脈硬化や脳卒中の予防のため、コレステロール値を下げようとして、よいと思って「紅麹コレステヘルプ」を飲んだ悲劇です。

サプリメントを飲めば症状改善の助けになる、栄養素が補えると思っている人がたくさんいます。

今はそうとうたくさんのサプリメントが販売されています。薬局に行ってもどれが、どのようにいいのか素人では判断しかねます。どのようなものが入っているのかわからないものは、体に与える影響もわかりません。だから安易に飲まないことです。

きのこと野菜は汚血になりにくい

「活血」は血を活かすこと、つまりエネルギーを与える血を活性化する原動力。それは食べものです。海老、蟹、牡蠣、貝類、鮑、牛肉、豚肉、鶏肉、魚などの食料です。ただこれらの食材は活血能力があっても、化瘀《かお》（血流をよくして、流れの悪くなった状態を改善すること）能力はないと言えるでしょう。

汚血になりやすいものは、バター、チーズ、中トロ、トロ、霜降りの牛肉、豚肉、鶏肉、蟹、海老、貝類。コンソメスープ、豚骨スープ、牛骨スープといった濃厚なスープです。

汚血になりにくい食材は、椎茸、舞茸などのきのこ類、また野菜です。繊維質の食材です。

人は生きていくために食べることが大事でありながら、食べていくとどうしても汚血が蓄積していきます。化瘀能力がないため、長い時間が経つと全身に汚血が蓄積していくのです。

食べて心臓に活血を行きわたらせるのは、体の自然原理ですが、汚血を取り除かないと、毒血が行きわたるので、病気を発症させてしまいます。

体の自然な化瘀の現象は、咳、痰、排便、排尿、発汗、鼻水、くしゃみなどです。漢方薬に化瘀の生薬があります。牛黄《ごおう》、麝香《じゃこう》、熊胆《ゆうたん》、伽羅油《きゃら》です。上等な烏龍茶もその能力があります。

活血化瘀の食材は、中国で400年以上前に作られた茶膏《ちゃこう》です。茶膏は中国に古くから伝わる薬書『本草綱目《ほんぞうこうもく》』に記されています。万病を治すとされ、清の時代に宮廷へ献上する薬剤として精製されたと言われ、歴代皇帝や皇后が健康と美を維持するために不可欠だったと伝えられています。

茶膏とは大量の茶葉を長時間煮詰め、水分を飛ばして、固形に近い状態まで濃縮して練って固めたもので、38種類あります。茶膏を作るには何千キログラムもの原料を集め、3ヵ月間、大きな鍋で昼夜、休まず煮込み、練る。最後に水分を全部蒸発させて、濃縮させる。練ったお茶の塊を型に入れるのです。3ヵ月も休まず練る大変手間のかかる作業を経てできあがるのです。

まろやかな口当たりで、茶の風味もより一層強く感じられ、すっきりした爽快感があるのが特徴。茶膏を毎日、少しずつ飲むと、血を活かし、汚血を溶かし、体を活性化させます。茶膏が、最も有効な漢方薬だと言われるゆえんです。中国や台湾では茶膏が昔から重宝されています。

老化の原因と予防

老化の原因は、汚血の蓄積、化学薬品の乱用、乱食です。

肝臓は体の中で最も大きな臓器で、体に害があるものを分解する重要な役割を担っています。若い頃からお酒を大量に飲んで肝臓を悪くしていると、老化に関係なく、体に害があるものを分解できなくなります。したがって、肝臓障害とともに汚血を溜めやすくなるのです。

老化の原因は重なり続けた疲れも関係します。病気にかかったときに正しい治療を受けていないことも老化につながります。

高齢になると細胞が活性化しにくくなり、衰弱していきますから、体にどんどん汚血が溜まって堆積するだけではなく、汚血を排泄しにくい体になります。

温泉に行って全身を温める、マッサージを受ける、柔軟体操や太極拳、散歩など、適度な運動をして汗をかく、気分転換をして気分を上げるなどしてストレスを溜めない、栄養バランスのよい食事をする、熟睡するなど、休養は十分にとって、新陳代謝がよくなる生活を心がけましょう。

年齢とともに、体の病変ががん化してしまうのは、体内にある汚血があらゆるところに溜まることによるものです。

きれいな肌で、活き活きと元気でいるためには、とにかく体内に汚血を溜めないことです。食べるものに気をつけ、汚血が体内に入ったら、体外に出す。そうすれば、老化を遅らせることができます。

お風呂で内臓まで温めて代謝をよくする

無理をしない程度に体を動かし、入浴して汗を出すと新陳代謝がよくなり、何らかの症状があってもやわらぎ、体内に溜まった汚血は、ある程度は汗や尿で体外に出ます。しかし、完全に排出することは大変むずかしい。それでも、毎日、お風呂に入って体を内臓から温めると、少しずつ体内の汚血は少なくなります。自分で改善できることはやって、よりよい体内環境を作りましょう。

若いときは、心臓から送り出した熱のある血液が全身に廻ります。生まれてから20歳ぐらいまでは、心臓から送り出される血液の機能のエラーが少ないので、病変も少ないのです。あってもその多くは発熱、咳、痰、鼻づまり、鼻水、頭痛という症状です。

体内に溜まっている汚血が少なく、体の寒熱のバランスがよいと、だいたい40歳ぐらいまでは、コリが少なく、汚血がうまく溶けているから異常な病変はないはずです。60歳になると徐々に蓄積した汚血の塊であるコリが病変になっていき、65歳を過ぎるとがんなどになっていきます。

体を温めて、血液が正常に全身を廻ると、病変ができるのを遅らせることができるでしょう。

冷え性の人に健康な人はいない

中医学の漢方医の多くは90歳を過ぎても元気です。なぜでしょう。

まず、漢方医のほとんどが自然な生き方をしています。寒いときは血管が収縮しないように血流をよくし、暑いときは発汗作用をうながすようにするなど、自然の気候に合わせて、漢方薬を飲んで、体調を整えています。

血液の流れが悪いと体がだるくなります。手先や足先が冷たくなるのは、毛細血管が死滅していることを意味しています。血管が劣えてくると栄養素を運び、老廃物を回収できないのですから、冷え性の人に健康な人はいません。

毛細血管は必要であれば新たに作られます。毛細血管を体のすみずみまで行きわたらせれば、体の状態がよくなるのは、容易に想像できるでしょう。

また漢方医は日常生活を営んでいるとできる汚血も瀉血《しゃけつ》療法で取り除きます。漢方医は体内に溜まる汚血を漢方薬で体外に出すこともします。漢方薬には体を温めるものが多いのです。そしてお灸をしています。

中国の唐の時代の医学者、薬物学者で中国史上最初の臨床医学百科全集『備急千金要方』を書いた孫思邈《そんしばく》はお灸を専門に研究しました。薬物の採集、鑑定、炮製《ほうせい》、分類まで細かく研究し、中国の本草学を充実させました。102歳まで元気に生きたと言われています。唐の時代ですから、大変な長寿です。

体を温めることは、元気の秘訣です。

ステージⅡ、Ⅲのがんは汚血を取り除けば克服できる

現代の医療は検査をして異常が見つかると、化学薬品を使い、手術をします。私は、それは命を縮めるだけだと思います。

ここ二十数年は、がん患者の来院が増えました。ステージⅢ前のがんを手術はせずに改善させ、患者さんたちは今も元気に働いています。

がんは体力との闘いでもあります。ステージⅡやステージⅢの患者には、まだ体力があるので、汚血を取り除くことで、がんを克服できます。

ただし抗がん剤を使うと、体力を消耗してしまうので、快復するのに力が必要になり、なかなか元気になりません。また人によっては化学療法剤の副作用で、さらに生きる力を失っていきます。

がんの場合はがん細胞がどのくらいあるのか、がん因子がどのくらい広がっている

かといった条件により、快復の可能性が大きく異なります。早く見つけて、体力があるうちに適切な対処をすれば、よい結果につながります。

人間は自力で生きていく

人間は生きていると誰でも病になります。「病」という文字の「疒」（やまいだれ）は、人が病気でベッドに寝ている姿をかたどっています。「丙」も人間がベッドに寝ていること、動けないことの印です。「疒」と「丙」の2つを合わせれば、真の病です。

人が動けずにベッドに寝ることになる原因は、主に背中の痛み、肩のコリ、首のコリ、腰の痛みです。これらは病の最初の症状であり、汚血によるものです。

中国には「民以食為天」ということわざがあります。書き下すと「民は食をもって天となす」となり、「人にとって食べることは最も大切だ」という意味です。『漢書』にある孟子の言葉で、これに続いて「治大国如烹小鮮」とあり、大国を治めることと食を第一に考えることは同じだと言っています。

中国伝統の食事は、四菜一湯に魚か肉としています。医食同源、つまり病気を治療するのも、日々の食事も、生命を養い健康を保つためには欠くことができず、根本は同じという考えがそこにはあります。体によい食材を日常的に食べて健康を保てば、薬など必要としないという、古くからの中国の考え方である薬食同源をもとにしたとも言われています。栄養がバランスよく食事から摂れれば元気でいられるのです。

人間は、動けなかったり、食べられなかったりすると、どんどん体が衰えていきます。

幸せとは何か

台湾のある息子と母親の話です。息子は成長し、一人前になりました。「今まで苦労して、私を育ててくれたおかげでお金を稼げるようになりました。これからお金を渡すから、幸せになってください」と息子が70歳を過ぎた母親に言ったところ、「いくらお金があっても、70歳を過ぎると私は地獄に入ります」と言うのです。

つまり健康で、身の回りのことは自分でやれて、自由に動けなければ、お金があっても幸せではないというのが母親の本音です。

中国では、男性はだいたい30歳で、女性は出産を終えると、体力が落ちると言い伝えられています。それまでは成長して、体力をつけていきます。その後も体力を養いながら50歳ぐらいまで元気で過ごせます。

50歳を過ぎると体力は落ちていきます。若い頃から体力を消耗し過ぎると、だいたい80歳で命が尽きます。働き過ぎ、食べ過ぎ、遊び過ぎというように無理をしていては、元気で長生きはできません。

お金があることが幸せではないことをこの母親は示しています。どんなにお金があっても健康でなければ使うこともできません。

まじめな生活を送る、規則正しく生活する、悪い考えをもたない――私は、これらが大事だと思っています。

利益を追求してお金もうけに走るために、便利さだけを追求した開発や、自然を顧みず山を切り開き、海を埋め立て、人工的に変えていく人間の悪さに対して、天の親父が怒っているから、巨大な台風による大雨や洪水による被害、地震による被害という形で天災が起きるのではないか。そういう天罰が下っているのではないかと思います。

自分のためだけにお金を使い、社会や人の役に立たないお金の使い方では、幸福とは言えないと私は思っています。

体に苦痛がない、心が穏やかなのが「幸福」

動物は睡眠で体力を回復します。十分な睡眠時間と熟睡が大事です。メジャーリーガーの大谷翔平さんがよく眠ることはみなさんご存じでしょう。野球で自分の力を最大限に発揮するためには、休養がもっとも必要だとわかっているからです。

体力がないと熟睡できません。熟睡できないと休養がとれず体力は回復しません。休養がとれないと病気になります。病気を治すにも体力が必要です。毎日、熟睡できたら100歳以上でも体力があります。生きていくための基本は、よく働いて、よく食べて、熟睡すること。このバランスが乱れると体調に影響してきます。どれも「過ぎる」と支障が生じ、悪循環のスパイラルに入っていきます。

中国では、心に何も悩みごとがないのが「真の幸せ」と言い、体に何も苦痛がないのは「真の福」と言って、心身ともによい状態にあるのを「幸福」と言います。

精神力、生命力、体力で人生が決まる

高齢者の2人に1人が足腰に痛みを感じています。体に自覚症状がない人の多くは、仕事や日常生活の雑務に追われて、体のメンテナンスをおろそかにしがちです。これは年齢に関係なく言えることです。また多少、体調が悪くても、がまんしてそのままにしてしまいます。

そして、体に何らかの支障が出たら、病院に行けばよいと考えていると、私の目には映ります。病院に行って、検査をして、その結果から判断した病名がつけられる。治療はと言うと、化学薬品を出すだけの対症療法と手術。多くの人が、今の医療態勢にごまかされて安心しているように思えてなりません。

化学薬品を投与して、入退院を繰り返し、症状はよくならず、もっと悪化し、高齢者の場合は体力がないために命が取られてしまう場合も多いのです。

精神力、生命力、体力で人生は決まります。よりよい人生のために、できるだけ体をよい状態に保ち、苦痛がない日々を過ごすためには、自分の力を最大限に発揮できる体の状態を保つことです。

おわりに

私は、骨に入り込んだ汚血を溶かして体外に出していくお灸の絶大な力に驚きました。そのお灸の力で、みなさんに元気になっていただきたくて、この本を書きました。今まで私が行ってきた針汚血吸引治療法と針灸治療法と点灸治療法を組み合わせると、症状がより速く改善していきました。

病気の予防にも治療にも、汚血を体外に出すことがいかに大切かわかっていただけたと思います。体内をきれいにして、体の機能が正常に働けば、健康を保てます。

病気になったら、発症の原因である汚血を体外に出す。病気が早期なら、治療は短期間ですみます。たとえ罹患してから時間が経っていても、あきらめずに体内の汚血を排泄していくことで、症状は改善していきます。よくなったのを実感できると、希望がもて、気持ちが軽くなり、体はよい循環に入ります。

私が開発した三大治療法は、どれも汚血を排泄する治療です。薬を使わないので副作用がありません。手術もしませんから傷もなく、体へのダメージもありません。汚血を取り除き、全身状態をよくしていきますから、あらゆる病気に効果がみられます。

健康のために自分でできることは、休養を十分にとる、バランスよく栄養を摂る、食べ過ぎない、体内に汚血の元を入れない、熟睡するなどです。健康は生き方にかかわってきますから、ぜひ行っていただきたいのです。

中国では「活動」は、動いて体を温めて、血流をよくするという意味です。すなわち「活血化瘀」の原理です。これが最良の養生方法です。食べて、動いて、寝ることが生きるためには大事です。

どんなに手助けを受けても、結局、自分の体は自分で治すしかありません。健康寿命を延ばして、最期まで質の高い生活をしていただきたいのです。

私は生涯をかけて、あらゆる病気に苦しむ人の役に立つために懸命に治療していきます。それが私の幸せです。

装幀　石川直美（カメガイ デザイン オフィス）
DTP　美創
協力　小西恵美子

〈著者プロフィール〉
蔡 篤俊（さい・とくしゅん）

1945年、台湾生まれ。83年、千葉大学医学部卒業後、同大学医学部附属病院産婦人科勤務。85年、荏原病院内科勤務。91年、順天堂大学医学部精神科で医学博士号を取得。93年、蔡内科皮膚科クリニックを東京都渋谷区初台に開業し、現在も院長をつとめる。著書に『病気の原因は汚血にある』『がんの原因は汚血の爆発にある』『アトピー、アレルギー、乾癬 皮膚病の原因は汚血にある』（すべて小社刊）。

http://www.tsaiclinic.co.jp/

お灸で汚血を溶かせば、病気は治る
骨に溜まった病気の原因を排出する蔡式治療法

2025年3月10日　第1刷発行

著　者　蔡 篤俊
発行人　見城 徹
編集人　福島広司
編集者　鈴木恵美

GENTOSHA

発行所　株式会社 幻冬舎
〒151-0051　東京都渋谷区千駄ヶ谷4-9-7

電話　03(5411)6211(編集)
03(5411)6222(営業)
公式HP：https://www.gentosha.co.jp/
印刷・製本所　中央精版印刷株式会社

検印廃止

ISBN978-4-344-04416-6　C0095

この本に関するご意見・ご感想は、
下記アンケートフォームからお寄せください。
https://www.gentosha.co.jp/e/